Cat's Claw

»Roter Katzenklauen-Tee«

Walter Lübeck · Hendrik Hannes

Cat's Claw

»Roter Katzenklauen-Tee«

Der beliebte Heiltee und seine Stärken
im Kampf gegen Viren und Entzündungen
sowie in der Krebsprophylaxe
Rezepte und Anwendungen

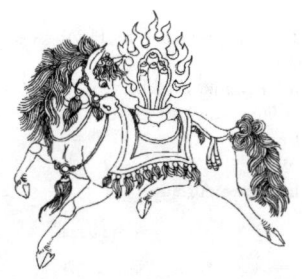

WINDPFERD

Wichtiger Hinweis: Die in diesem Buch vorgestellten Informationen wurden sorg-
fältig recherchiert und werden nach bestem Wissen und Gewissen weitergegeben.
Dennoch übernehmen Autoren und Verlag keinerlei Haftung für Schäden irgendeiner Art, die direkt oder indirekt aus der Anwendung oder Verwendung der Angaben in diesem Buch entstehen. Die Informationen in diesem Buch sind für In-
teressierte und zur Weiterbildung vorgesehen und nicht als Therapie- oder Dia-
gnoseanweisungen im medizinischen Sinne zu verstehen. Ernsthafte Erkrankungen und alle Symptome, hinter denen ein ernsthaftes Leiden verborgen sein könnte, sollten unbedingt von einem Heilpraktiker oder Mediziner diagnostiziert und
therapiert werden.

Impressum:
1. Auflage 1999
© 1999 by Windpferd Verlagsgesellschaft mbH, Aitrang
Alle Rechte vorbehalten
Umschlaggestaltung: Kuhn Grafik, Zürich,
unter Verwendung eines Fotos von Ulla Mayer-Raichle
Lektorat: Brigitte Gabler
Korrektorat: Gabrielle Wurff
Gesamtherstellung: Schneelöwe, Aitrang

ISBN 3-89385-327-8

Printed in Germany

Inhaltsverzeichnis

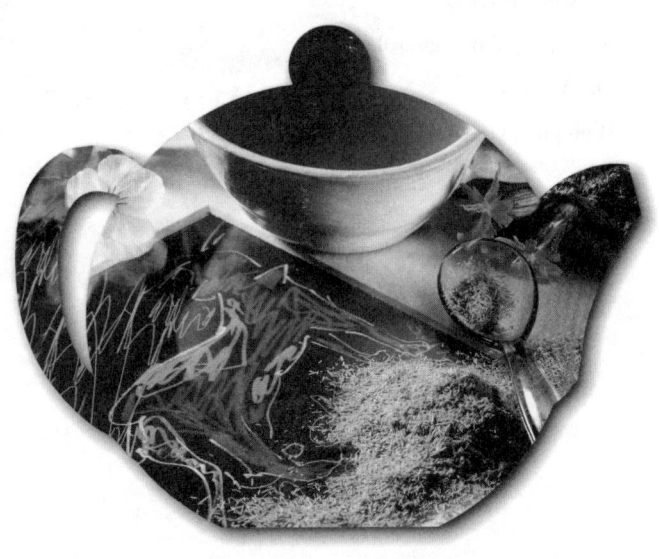

Einleitung

Wie so viele Schätze der Natur aus der Dritten Welt, ist auch die Heilkraft der Cat's-Claw-Pflanze über viele Jahrhunderte im Westen nicht sonderlich beachtet worden. Wir, die Autoren, wollten aus dieser Tatsache nicht den Schluß ableiten, es solle auch in Zukunft im Westen nur bekannt werden, was der westlichen Denkungsart entspricht. Unserer Erfahrung nach ist es von größter Wichtigkeit, das heilkundliche Erbe versunkener Zivilisationen und von mordwütigen, beutegierigen Konquistadoren zum großen Teil ausgelöschter, hochentwickelter Kulturen zu bewahren und, so gut es geht, zum Wohle der Menschen unserer Zeit wiederzubeleben.

Unsere Umwelt, die Natur, braucht in keiner Weise durch Gen-Technologie oder ähnliches „verbessert" zu werden. Die große Apotheke Gottes, die Pflanzen, bieten für jedes Leiden Linderung, ja Heilung, für jeden Hungernden Nahrung, wenn wir nur bereit sind, von dem vermessenen Streben nach einer Technisierung der Lebensprozesse Abstand zu nehmen und stattdessen die alte Weisheit der Naturheiler wieder im Großen wie im Kleinen anzuwenden.

Grüner Tee, Lapacho, Catuaba, Guarana, Weizengras, Spirulina und auch Cat's Claw sind für jeden in ihrer Wirkung überprüfbare Beispiele für die starken, gesundheitsfördernden Kräfte aus dem Reich der Natur. Diese Mittel werden zum Teil seit Jahrtausenden von ganzen Völkern mit großem Erfolg zur Vorbeugung und Heilung eingesetzt. Im Gegensatz zu chemischen Keulen wie Cortison und Antibiotika aus den Pharmalaboratorien, die der Gesundheit häufig mehr schaden als nutzen, haben Pflanzenextrakte keinerlei schädliche Nebenwirkungen.[1]

Bakterien werden in Bezug auf Infektionskrankheiten, wie immer mehr Ärzte feststellen müssen, in erschreckender und ständig steigender Geschwindigkeit immun gegen die einstigen Wunderwaffen der Pharmaindustrie: die Antibiotika. Es sind sogar schon vor kurzem in Hongkong Krankheitserreger (Staphylococcus aureus) aufgetaucht, die gegen alle antibiotischen Wirkstoffe resistent sind. Also sogar gegen die sogenannten „Panzerschrankantibiotika", die nur im absoluten Notfall verwendet werden. In wenigen Jahren werden nach Meinung von Experten viele Erkrankungen, die heute standardmäßig mit Antibiotika behandelt werden, nicht mehr mit diesen Mitteln zu heilen sein. Was dann?

Die Erfahrung von Generationen von Indios, die in wesentlich schwierigeren klimatischen und hygienischen Bedingungen leben als wir es uns im klinisch-sauberen Westen vorstellen können, belegen eindeutig, daß auch sehr rabiate Krankheitserreger gegen die Heilmittel der Natur, wie etwa Lapacho und Cat's Claw, nicht immun werden.

Unserer Ansicht nach ist es nicht mehr zu verantworten, derartige vergleichsweise risikolose und sehr wirksame Mittel zur Steigerung der Leistungsfähigkeit, zur Erhöhung der Abwehrkräfte, zur Erhaltung der Gesundheit und zur ganz-

---

[1] Nach einer Schätzung des angesehenen US-amerikanischen *Time Magazines* sterben jährlich etwa 80.000 Menschen in den Vereinigten Staaten an den Folgen von Diagnose- und Behandlungsfehlern sowie Nebenwirkungen von Medikamenten. Das sind ungefähr doppelt so viele Todesfälle, wie sie durch Verkehrsunfälle verursacht werden. Soviel zur wissenschaftlich beglaubigten Sicherheit der Schulmedizin.

heitlichen Behandlung von Erkrankungen einfach auszugren-
zen oder ihnen den Weg in den Handel zu verbauen.

Cat's Claw, Guarana und andere Mittel aus der Apotheke
der Natur sind nicht, wie westliche Medikamente, mit un-
zähligen, zum Teil drastischen Nebenwirkungen behaftet.
Sie können als wohlschmeckende, preislich günstige und
langfristig bekömmliche Nahrungsergänzungen für die ganze
Familie zur Erhaltung von Vitalität und Gesundheit weitgehend problemlos verwendet werden. Ebenso sollte derarti-
gen Mitteln ein Platz in jeder Hausapotheke eingeräumt werden. Jeder Arzt und Heilpraktiker, jeder Ernährungsberater
und Apotheker sollte sie kennen und zum Wohle seiner
Kunden regelmäßig mit in seine Praxis einbeziehen. Wer
nicht krank ist, wird den guten Geschmack und die kräfti-
genden Wirkungen schnell zu schätzen lernen und die Erfahrung machen, daß viele „normale" Wehwehchen wie
Husten oder Schnupfen, Kopfweh oder Magenbrennen sich
gar nicht mehr, oder in viel schwächerer Form und wesentlich seltener einstellen.

Mit unserem Buch über Cat's Claw, die Katzenklaue,
wollen wir einen kleinen Beitrag dazu leisten, jedem, der
bereit ist, für seine Gesundheit und seine Leistungsfähigkeit
selbst Verantwortung zu übernehmen, eine wichtige Hilfe
zukommen zu lassen. Wir verwenden selbst diesen Tee seit
längerer Zeit, genießen ihn als Haustee und empfehlen ihn
Freunden. Unsere Erfahrungen damit sind sehr gut.

Probieren Sie Cat's Claw kritisch aus und Sie werden zu
den gleichen Ergebnissen gelangen.

Cat's Claw wird heute übrigens in Form einzelner Wirkstoffe bereits weltweit arzneilich verwendet. So ist zum Beispiel unter der Handelsbezeichnung *Krallendorn*® ein Be-

Cat's Claw (Katzenklaue, lat. Uncaria tomentosa oder Uncaria guanensis) wirkt:

- antibakteriell
- antiviral
- cytostatisch (hemmt die Zellteilung von Tumorzellen)
- stimulierend auf das Immunsystem
- krankhaften Zellveränderungen entgegen
- mild abführend
- gegen Entzündungen
- als Anti-Oxidanz
- der Entstehung von Tumoren entgegen
- entschlackend
- gegen zu hohen Blutdruck
- gegen Wurmbefall
- gegen Ödeme
- als Antihistaminikum
- bei Diabetes reduzierend auf das Risiko von Spätschäden und Komplikationen
- gegen Venenentzündung
- stabilisierend auf die Wandungen von Blutgefäßen
- bei Aktiv- und Passivrauchern gegen Leistungsabfall und die Entstehung von Krebs, besonders Lungenkrebs
- entgiftend auf den Verdauungstrakt
- hilfreich bei der Normalisierung der Darmflora
- konditionsverbessernd durch die Anregung der Produktion roter Blutkörperchen
- antirheumatisch
- antiarthritisch
- wundheilungsbeschleunigend
- fungizid
- schmerzstillend bei arthritischen, rheumatischen, entzündungsbedingten, aus Verletzungen herrührendem und durch Krebs bedingten Schmerzen
- antiallergisch

standteil von Cat's Claw in der AIDS-Therapie sowohl allein als auch in der Verbindung mit AZT im Einsatz; *Uncarin F* und *Stigmasterol* sind weitere, weit verbreitete Cat's Claw-„Kinder".

Auch die Weltgesundheitsorganisation (WHO) zeigt seit einigen Jahren ernsthaftes Interesse an den positiven gesundheitlich wirksamen Eigenschaften von Cat's Claw. Im Mai des Jahres 1994 richtete sie den ersten weltweiten Fachkongreß für diese Pflanze in Genf (Schweiz) aus.

Es ist zu hoffen, daß der internationale Bekanntheitsgrad der heilkräftigen Wirkungen der Katzenklaue schnell weiter ansteigt, damit diese risikoarme Dschungelarznei möglichst bald vielen leidenden Menschen Linderung verschaffen kann.

Wir wünschen Ihnen aufschlußreiche Lesestunden, viel Freude und Genuß mit Cat's Claw.

Ihr
Walter Lübeck und Hendrik Hannes

1. Kapitel

La Historia de la Cat's Claw:
Die Katzenklauengeschichte

Was ist Cat's Claw?

In praktisch allen Sprachen wird die Cat's-Claw-Pflanze gleich benannt: *Katzenklaue*. Die Bezeichnung leitet sich von den eigenartigen Dornen des Gewächses ab, die Katzenklauen sehr ähnlich sehen. Cat's Claw, in der Fachwelt unter den Begriffen *Uncaria tomentosa* oder *Uncaria guianensis* bekannt, gehört zur großen Familie der *Rubiaceae*. Als Lianen ranken sich die Cat's-Claw-Pflanzen an Bäumen hoch. Die krallenartigen Dornen helfen ihnen dabei, festen Halt zu finden. Seit Menschengedenken werden die innere Rinde und die Wurzeln von den Indios in Südamerika als Heilmittel für die verschiedensten Gesundheitsprobleme geschätzt und zur Vorbeugung von zahlreichen Erkrankungen eingesetzt. Als frische Droge findet dort die innere Rinde auch Anwendung als Verhütungsmittel[2]. Zubereitet wird die innere Rinde meist als Tee, der frisch aufgebrüht am besten schmeckt. In diesem Jahrhundert wurden aber auch alkoholische Auszüge von großer Heilkraft entwickelt. Als Preßling oder in Kap-

---

[2] Obwohl es noch keine gesicherten Erkenntnisse darüber gibt, sollten dennoch Frauen, die schwanger werden möchten, den Tee aus Cat's Claw oder andere Produkte, die Cat's-Claw-Inhaltsstoffe enthalten, meiden. Es können aber nach allen uns vorliegenden Informationen keine Komplikationen in der Schwangerschaft ausgelöst werden.

selform sowie als alkoholfreies Konzentrat im Verhältnis 80 : 1 ist Cat's Claw ebenfalls auf dem Markt.

Bereits in den 70er Jahren erregte Cat's Claw große Aufmerksamkeit, als einige bekannte Persönlichkeiten des öffentlichen Lebens in Peru, wie zum Beispiel ein Schauspieler und ein Mitglied der damaligen Regierung, in den Medien verlauten ließen, daß sie die Heilung ihrer Krebserkrankungen allein dieser Pflanze zu verdanken hätten.

Wo ist die Katzenklaue zu Hause?

Am wohlsten fühlt sich Cat's Claw in den tropischen Klimaverhältnissen des amazonischen Regenwaldes sowie in Süd- und Zentralamerika, also Peru, Kolumbien, Ecuador, Guayana, Trinidad, Costa Rica, Venezuela, Guatemala und Panama. Seltsamerweise findet man die Liane nur sehr selten in Brasilien, wo sie anscheinend nicht so gute Wachstumsbedingungen vorfindet. In den Regionen wo sich der *Uncaria tomentosa*-Liane ideale Entfaltungsgrundlagen bieten, teilt sie sich den Lebensraum mit der *Uncaria guianensis*-Liane, die sich in ihren spezifischen Eigenschaften nur geringfügig vom Aussehen her von der erstgenannten unterscheidet. Die Eigenschaften sind nahezu identisch. Beide weisen die typischen Krallen auf der Unterseite ihrer Blätter auf, wobei die Blätter von Uncaria guanensis stärker gekrümmt sind. *Uncaria tomentosa* besitzt kleine gelblich-weiße Blüten, *Uncaria guianensis* dagegen größere, rötliche, ins Orange übergehenden Blüten. In Peru werden beide praktisch gleichwertig verwendet.

Dennoch wollen wir nur über die *Uncaria tomentosa*-Liane berichten, da die in den nachfolgen Kapiteln behandelten Untersuchungen und Wirkungsbelege sich, rein wissenschaftlich gesehen, auf diese beziehen. Falls Sie eventuell mit Produkten der nahezu gleichen Unterart auf dem großen Markt der Nahrungsergänzungen Bekanntschaft machen, können Sie sicher sein, daß es für Sie in der Anwendung keinen bedeutenden Unterschied macht.

Wer hat Cat's Claw für den Westen entdeckt?

Trotz des wahrscheinlich seit den Zeiten des Inkareiches[3] hohen Bekanntheitsgrades und der allgemein guten Verfügbarkeit der Katzenkralle in mehreren Ländern Süd- und Zentralamerikas, dauerte es verhältnismäßig lange, bis ihre enorme Heilkraft schließlich bei der westlichen Wissenschaft auf ernsthaftes Interesse stieß. Wie auch in anderen, ähnlichen Fällen war es wohl zum großen Teil auch hier die arrogante Ignoranz vieler maßgeblicher westlicher Wissenschaftler gegenüber den Errungenschaften der „Wilden" in den Ländern der Dritten Welt, die eine frühzeitigere Nutzung dieser einzigartigen Regenwaldpflanze verhinderte.

---

[3] Das Reich der *Queschuaindianer*, mit einem als *Inka* bezeichneten und als göttlich angesehenen Kaiser, existierte von etwa 1100 n. Chr. bis zu seiner gewaltsamen Auslöschung durch die spanischen Konquistadoren Anfang des 16. Jahrhunderts n. Chr. In seiner Glanzzeit umfaßte der Inkastaat das heutige Peru, Ecuador, Bolivien, die nördlichen Regionen von Argentinien und Chile sowie Teile von Mexico. Er zeichnete sich durch gewaltige Leistungen in Architektur, Straßenbau, Metallverarbeitung und Astronomie aus.

Die ersten uns bekannten chemischen Untersuchungen über die Katzenklaue wurden 1952 in Frankreich veröffentlicht. Während der nächsten Jahre verlagerte sich der Schwerpunkt der Erforschung von Cat's Claw dann nach Italien.

Sehr umfangreiche Forschungsarbeiten führte der Lehrer *Arturo Brell* in den sechziger Jahren durch. Seine Bemühungen um die öffentliche Anerkennung von Cat's Claw als Heilpflanze gipfelten in einem Brief über seine diesbezüglichen Entdeckungen an den damaligen US-Präsidenten Nixon. Doch trotz anfänglichen Interesses des Präsidenten und des US-Krebsforschungsinstitutes war die vielseitige Liane aus dem Regenwald noch weit entfernt vom Zentrum des wissenschaftlichen Rampenlichtes.

Auch erste wissenschaftliche Studien über die Heilkräfte der *Uncaria tomentosa*, durchgeführt von *Professor Dr. Eugene Whitworth, USA,* der in Peru Cat's Claw kennen gelernt hatte, konnten das Feuer der Begeisterung noch nicht so recht entfachen und blieben somit nur wenigen interessierten Insidern vorbehalten.

Endlich, in den frühen 70er Jahren, brachte der Innsbrukker Journalist und autodidaktische Ethnologe *Klaus Keplinger* den Stein ins Rollen. Motiviert durch den Krebstod eines engen Freundes gelobte er, ein Heilmittel gegen Krebs zu finden und stieß dabei, über die Bekanntschaft mit Luis Oscar Schuler, von dem später noch die Rede sein wird, auf Cat's Claw. Fasziniert von dieser einzigartigen Heilpflanze, begann er intensiv die volkstümlichen Anwendungen von Cat's Claw zu studieren. Diese umfangreiche Arbeit beschäftigte ihn bis weit in die 80er Jahre hinein und brachte immerhin drei US-Patente hervor, die eine spezielle Methode zur Extrahierung der gesundheitlich wirksamen, besonderen Cat's-Claw-Alkaloide[4] beinhalten. Diese einzigartigen Stoffe haben sich als hochwirksam in der Behandlung von Tumoren und Immunschwäche erwiesen. Bereits während der Forschungsarbeiten, als noch kaum jemand in Europa Cat's Claw kannte, war es dennoch schon in Form seiner einzelnen wirkungsaktiven Substanzen, wie z. B. *Uncarin F* oder *Stigmasterol,* in vielen Arzneimitteln enthalten.

Keplingers Forschungsarbeiten weckten jedenfalls weltweit das rege Interesse einer ganzen Reihe aufgeschlossener Wissenschaftler wie zum Beispiel *Dr. Hildebert Wagner* vom *Institut für Pharmazeutische Biologie* an der *Universität München.* Der renommierte Experte führte Mitte der 80er Jahre Untersuchungen zu den immunologischen Effekten mehrerer Alkaloide, aber auch zu Zubereitungen aus der ganzen Lianenwurzel durch. Die Ergebnisse waren sehr positiv, und so konnten Wagner und sein Forschungsteam, zu dem auch Klaus Keplinger gehörte, am 4.7.1989 ein US-Patent (Nr. 4,244,901) über „Oxindole Alkaloide mit den Eigenschaften, das Immunsystem zu stimulieren" anmelden. Dr. Wagner, Klaus Keplinger und B. Kreutzkamp vertraten aufgrund ihrer Studien die interessante Ansicht, daß die einzelnen Wirkstoffe von Cat's Claw in isolierter Form eine wesentlich geringere Heilkraft als in der natürlichen Mischung haben.

Aufgrund des Forschungsfortschritts kam es ab der Mitte der 80er Jahre zu einem wahren „Run" auf Cat's Claw. Nahezu der gesamte Lagerbestand im Anbauraum wurde auf-

---

[4] Alkaloide sind meist basische Naturstoffe, die in vielen Pflanzen besonders der Tropen und Subtropen vorkommen und oft große Heilkräfte besitzen. Bekannte Alkaloide sind Koffein und Chinin.

gekauft und die Nachfrage stieg unglaublich schnell. Sie wuchs so rapide an, daß die Regierung von Peru die Ausfuhr beschränkte und die Ernte kontrollierte, damit ein möglicher Raubbau den sowieso schon angeschlagenen Regenwald nicht noch mehr gefährdete. Obgleich diese Probleme zwischenzeitlich beigelegt werden konnten, hat die peruanische Regierung Anfang des Jahres 1999 wieder die Zügel angezogen und den Export von Cat's Claw in jeder Form stark beschränkt. Wir meinen, daß es insgesamt gesehen sehr vernünftig ist, den Export von Cat's Claw nur langsam und auf resourcensichernde Weise zu steigern, und beurteilen die Vorgehensweise der peruanischen Regierung als durchaus angemessen.

Innerhalb weniger Jahre erlangte die *Uncaria tomentosa*-Liane wegen ihrer positiven gesundheitlichen Wirkungen auf den Menschen ein so hohes Ansehen, daß die *Weltgesundheitsorganisation (WHO)* 1994 in Genf die erste internationale „Katzenklauen-Konferenz" abhielt. In diesem Zusammenhang ging es auch um das Thema *AIDS* und hier vor allem um die einzigartigen Wirkstoffe, die sogenannten *Oxindol-Alkaloide*, von denen man aus klinischen Studien wußte, daß sie die Immunfunktion um mehr als 50 % zu steigern vermögen! Diese speziellen Wirkstoffe gibt es in ähnlicher Zusammensetzung, aber ohne die wichtigen Begleitstoffe, nur noch im gelben Jasmin.

Im Kapitel über die volkstümlichen Anwendungen werden wir noch ausführlich auf die umfangreichen Heilkräfte von Cat's Claw eingehen. Bevor es jedoch soweit ist, möchten wir Sie gerne näher mit dem Tiroler *Oskar Schuler Egg* bekanntmachen, der aus der Cat's-Claw-Geschichte nicht wegzudenken ist.

Ein Tiroler aus Peru macht die Katzenklaue in der „alten Heimat" bekannt

Oskar Schuler Egg ist ein direkter Nachkomme der legendären 200 Tiroler und 100 Rheinländer, die 1855 aus Deutschland und Österreich aufbrachen und sich auf eine zweijährige Wanderung in Südamerika, genauer gesagt durch Peru, begaben. Ihre Reiseberichte, die voll von Abenteuern, neuen Erkenntnissen über fremde, geheimnisvolle Kulturen und Gefahrensituationen waren, sorgten damals für großes Aufsehen. Zudem riefen die hohen Verluste unter der 300köpfigen Reisegruppe tiefe Bestürzung und Trauer in der Öffentlichkeit hervor. Beinahe die Hälfte der Pioniere kam niemals am geplanten Ziel an. Der verbleibende Rest der Gruppe ließ sich dann am Ende der über zweijährigen Reise im abgeschiedenen *Pozuzo* am Rande des Regenwaldes nieder und gründete dort eine kleine Kolonie.

Oskar Schuler Egg wuchs in dieser Siedlung auf und lebte dort mit seinem Vater *Don Luis,* bei dem im Jahre 1969 ein inoperabler Lungenkrebs im Endstadium diagnostiziert wurde. Der renommierte Arzt *Dr. Andres Solidoro Santiesteban* versuchte zu retten, was noch zu retten war. Wegen seines schlechten Gesundheitszustandes mußte *Don Luis,* der zu schwach für eine Chemotherapie oder Operation war, 24 Kobaltbestrahlungen über sich ergehen lassen, ohne Erfolg. Im Gegenteil, die Krankheit des Vaters wurde schlimmer, zumal chronisches Rheuma und Entzündungen der Harnwege den Leidensdruck verstärkten. Als das Ende des Vaters unabdingbar schien, unternahm *Oskar Schuler Egg* einen letzten, verzweifelten Heilungsversuch, indem er auf den Rat eines einheimischen Freundes, ein Shamane der Ashaninka Indios, hörte und dem Vater Tee aus der Wurzelrinde der *Uncaria tomentosa*-Liane bereitete. Niemand vermag zu sagen, wie groß die Skepsis von *Oskar Schuler Egg* gegenüber der für ihn wahrscheinlich recht obskuren volkstümlichen Heilmethode war, zumal ja die Maßnahmen der westlichen Schulmedizin zuvor eindeutig versagt hatten. Doch in der aussichtslos erscheinenden Situation probierte er einfach aus, was ihm angeboten wurde. Seine Skepsis änderte sich allerdings umgehend, als er die rapide Verbesserung des Gesundheitszustandes seines geliebten Vaters miterlebte. Schon nach etwa einem Monat der Kur erhellte sich dessen Gemütsverfassung und die Schmerzen wurden erträglicher. Nur zwei weitere Monate waren nötig, bis der Vater sich soweit erholt hatte, daß er sich wieder problemlos bewegen und verständigen konnte. Der behandelnde Arzt *Dr. Solidoro* war fassungslos, als er den nahezu gesundeten Vater bei einer Visite begutachtete. Der Mediziner konnte nicht glauben, was er sah und so wollte er Röntgenaufnahmen machen, um festzustellen, was mit dem Tumor geschehen sei. Erst als er auf den Aufnahmen vergeblich nach einem Tumor Ausschau hielt, glaubte auch er an die mächtige Heilwirkung der *Uncaria tomentosa*-Liane. Der Vater lebte danach noch mehr als 12 Jahre bei bester Gesundheit. Der Tee der Katzenklaue begleitete ihn von da an täglich.

Natürlich zog dieses Ereignis weite Bahnen und war bald in aller Munde. So gelangte es auch an die interessierten Ohren des österreichischen Journalisten Klaus Keplinger, mit dem Cat's Claw dann die Reise um die ganze Welt antrat, wie wir bereits weiter oben geschildert haben.

Seit wann ist die Heilkraft von Cat's Claw bekannt?

Zu welcher Zeit genau und von wem die umfangreichen heilkräftigen Wirkungen der Katzenklaue entdeckt wurden, ist heute nicht mehr feststellbar. Der größte Teil der unschätzbar wertvollen medizinischen Aufzeichnungen der Inka wurden durch Konquistadoren und Missionare vernichtet, die traditionellen Heiler von den Eroberern in den Untergrund verdrängt oder umgebracht, damit die Segnungen der westlich-christlichen Kultur keine unliebsamen Konkurrenten hatten.

Jedoch weiß man aus den noch vorhandenen, spärlichen Quellen, daß schon lange vor den Inkas bereits die Völker der Ashaninka-, Aguaruna-, Cashibo-, Conibo- und Shipibo-Indios vor etwa 2000 Jahren die gesundheitlichen Wirkung der Katzenkralle kannten und sie in umfangreicher Form nutzten. Die Ashaninka-Indios waren übrigens der einzige Stamm in Peru, der nicht von den Armeen der Inka unterworfen wurde. Dieses kriegerische Volk lebt in einer unzugänglichen Region in Perus zentralem Regenwald. Von den eifrigen christlichen Missionaren und den brutalen Konquistadoren in ihrem Refugium in der Wildnis kaum berührt, bewahrten die Ashaninkas das uralte Wissen um die Heilkräfte der Dschungelpflanzen. Noch heute ist dieser Stamm der größte Anbieter für die Cat's-Claw-Teedroge.

Neben den auch in anderen Teilen Perus bekannten Anwendungen wird hier zusätzlich das vitalstoffreiche Pflanzenwasser aus dem in der Mitte der Lianenstämme gelegenen Kanal zu Heilzwecken eingesetzt. Als gesunde, kraftspendende Erfrischung ist dieser Trunk berühmt. Wenn die

Frauen der Ashaninkas sich schnell von einer Geburt erholen wollen, nutzen sie die stärkenden und die Abwehrkräfte anregenden Eigenschaften der Katzenklaue, indem sie täglich den Tee der Wurzel oder das Wasser der Liane zu sich nehmen.

Das traditionelle Wissen der Ashaninkas und anderer in Peru ansässiger Stämme um die Anwendung von Dschungelheilpflanzen, wie Cat's Claw , wurde von den Inkas übernommen, die eigentlich als Stammesbezeichnung *Queschua* benannt werden müßten, da das Wort „Inka" eigentlich nur den Herrschertitel bezeichnet und im erweiterten Sinne auch für die Dynastie Verwendung findet, die von dem sagenhaften Fürsten *Manco Capac* errichtet wurde. In dieser Dynastie regierten 13 Herrscher, wobei eine verwendbare Dokumentation erst ab dem 8. Herrscher, der *Viracocha* hieß, existiert. Als Manco Capac mit seiner Machtergreifung in Peru die damalige Hauptstadt *Cusco* errichtete, und aus den vorher nomadisierenden Queschua-Indios ein seßhaftes Volk machte, begann ein Jahrhunderte andauernder Eroberungszug der Inkamacht, auf dessen Höhepunkt sich ihre Herrschaft über ein Areal erstreckte, das sich über nahezu ganz Ecuador, Teile von Mexiko, weite Bereiche Perus und Boliviens, bis tief hinein nach Argentinien und Chile hinzog. Diesen immensen Kraftakt konnten die damaligen Krieger nur schaffen, weil ihnen von einem höchst effektiv arbeitenden Beamtentum, einer disziplinierten Volksordnung, einer ausgezeichneten Staatsorganisation und Logistik der Rükken gestärkt wurde – und sie natürlich über eine robuste Gesundheit verfügten.

Wie beispielsweise bei den Kelten die Druiden, die sich ausgezeichnet darauf verstanden, die vorhandenen Naturgaben zur Steigerung und Erhaltung der Gesundheit sowie zur Bekämpfung und Behandlung von Krankheiten und körperlichen Gebrechen zu nutzen, so setzten auch die „heiligen Männer der Queschua" die Kunst und Wissenschaft der indianischen Medizin ein, indem sie auf sehr alte Traditionen und deren Erfahrungswerte zurückgriffen.

In dieser umfangreichen Heilkunde, die zur damaligen Zeit einen hohen Gesundheitsstatus der Bevölkerung des riesigen Reiches ermöglichte, spielte auch Cat's Claw eine sehr wichtige Rolle. Bis zum heutigen Tage ist das Wissen um diese uralte Heilpflanze unter den Nachfahren der Queschua gut bekannt. Auf den zahlreichen ländlichen Märkten für Nahrungsmittel und Heilpflanzen wird Cat's Claw in Peru und anderen südamerikanischen Ländern sehr oft gehandelt.

Die Herkunft des Namens

Uncaria tomentosa und seine häufigsten Namen

Der häufigste Name in Peru für die *Uncaria tomentosa* (lat. unguis = Kralle)- Liane ist Una-de-Gato, was übersetzt „Die Klaue der Katze" bedeutet. Dieser phantasievolle Name paßt sich der jeweiligen Landessprache an. So kennt man sie bei uns als *Krallendorn* oder *Katzenkralle*, in England und Amerika hingegen nennt man sie auch *Hawk's Claw*. Wenn darüber hinaus von *Paraguyano*, *Garbato* (letzteres auch mit dem Zusatz *casha*), *Samento*, *Tambor buasca*, *Aun huasca* oder *Una de gavilan* gesprochen wird, meint man dennoch immer nur die *Katzenklaue.* Dies sind zwar längst nicht alle Namen, die man für diese Lianenart verwendet, jedoch die am meisten verbreiteten. Falls Sie auf eigene Faust ein wenig recherchieren möchten, werden Ihnen diese Angaben, so hoffen wir, eine gute Hilfe sein.

Unter den folgenden Synonymen ist Cat's Claw bekannt:

Aun huasca	Kuk Kukjaqui	Tua juncara
Cat´s Claw	Paraguayo	Una de gavilan
Garabato	Rangaya (Panama)	Una de Gato
Gaabato amarillo	Samento	Unganangui
Garbato casha	Tambor huasca	
Hawk´s Claw	Toron	

Die botanische Kategorisierung von Cat's Claw

Familie: Rubiaceae	Genus: Uncaria	Species: tomentosa

Es gibt ungefähr 60 verschiedene Arten des Genus Uncaria. Die meisten davon finden sich in der großen Familie der *Rubiaceae*, in den Tropen gedeihenden Lianengewächsen, die vornehmlich in Afrika und Asien zu finden sind. Zum Teil sind diese Cousins und Cousinen übrigens ebenfalls mit bedeutenden Heilkräften versehen, wie auch einige der Clinical abstracts im Anhang veranschaulichen. *Uncaria tomentosa* und *Uncaria guianensis* sind die einzigen Vertreter dieser Art in Amerika. Die Cat's-Claw-Lianen werden bis über 30 Meter hoch und bis zu 30 Zentimeter im Durchmesser.

Es war um das Jahr 1930, als die Bezeichnung *Uncaria tomentosa* das erste Mal in schriftlicher Form auftauchte. Vor diesem Zeitpunkt, und zum Teil auch noch lange danach, wurde das Gewächs in der botanischen Literatur unter den Namen *Nauclea auleata* (1797), *Nauclea tomentosa* (1889) oder auch *Ourouparia tomentosa* (1889) geführt.

Cat's Claw kommt in verschiedenen Ländern Süd- und Mittelamerikas vor

Belize	Guayana	Panama
Costa Rica	Honduras	Peru
Ecuador	Kolumbien	Trinidad
Guatemala	Nicaragua	Venezuela

Gesundheitliche Anwendungen von Cat's Claw

Wie wird Cat's Claw dosiert und praktisch angewendet?

Cat's Claw kann bedenkenlos als Haustee eingesetzt werden, zum Beispiel, wenn sich durch Husten und Niesen wieder einmal eine Sommergrippewelle ankündigt, oder naß-kaltes Novemberwetter und dunkle Tage das Immunsystem strapazieren. Zwei- bis viermal täglich eine Tasse davon zur Vorbeugung ist durchaus ausreichend. Bitte nicht mit weißem Zucker süßen! Verwenden Sie entweder braunen Zucker, Zuckerrohrmelasse, Honig oder Stevia. Letzteres ist ein kalorienfreies, pflanzliches Süßungsmittel aus Südamerika, sehr gesund und wohlschmeckend. Es ist in Reformhäusern und Bioläden, im Versandhandel für Nahrungsergänzungen und in Apotheken erhältlich. Stevia ist sehr gut für Diabetiker geeignet. Auf keinen Fall synthetische Süßstoffe verwenden!

Bei ernsten Erkrankungen sollte täglich mindestens ein Liter Cat's-Claw-Tee während eines Zeitraumes von drei Monaten getrunken werden. Sind die Symptome dann nicht komplett verschwunden, kann die Cat's-Claw-Kur bedenkenlos fortgesetzt werden bis die Erkrankung vollständig ausgeheilt ist.

Um das Immunsystem „auf Trab zu halten", also zur generellen Vorbeugung, sollte etwa jede Woche eine große Tasse Cat's-Claw-Tee getrunken werden.

Wunden aller Art können mit *frisch gekochtem*[5] Tee ausgewaschen werden. Zusätzlich sollte auch Cat's-Claw-Tee getrunken werden, um die Heilkräfte des Körpers zu steigern.

Heute gibt es bereits einige praktische Zubereitungen von Cat's Claw. So ist im Handel die innere Rinde der tropischen Liane auch in Kapselform (ideal für die kleine, vielseitige Reiseapotheke) und als Konzentrat erhältlich.

Übrigens: Außer Menschen sprechen auch Haustiere wie Katzen und Hunde gut auf Cat's Claw an. Im Prinzip funktioniert die Anwendung, innerlich wie äußerlich, wie bei Menschen. Nur die Mengen sollten je nach Körpergewicht angepaßt werden. Bewährt haben sich oft die Kapseln. Einfach das Pulver in das Futter geben. Probieren Sie es doch mal aus. Positive Resultate bei der Behandlung von Haustieren mit Cat's Claw gab es bisher unter anderem bei

- AIDS bei Katzen,
- Allergischen Reaktionen auf Stiche von Insekten oder Bisse von Spinnen,
- Entzündungen,
- geriatrischen Symptomen aller Art,
- Hämorrhoiden,
- Infektionen (bakteriell und viral),
- Staupe,
- Tumoren.

---

[5] Der frisch gekochte Tee ist durch den Kochvorgang sehr viel keimfreier als Tee, der längere Zeit aufbewahrt wurde.

Ethnomedizinische Anwendungen
von Cat's Claw

Die volksmedizinische Anwendung von Heilpflanzen ist die systematisierte Tradition der Verwendung von im Lebensumfeld einer Menschengruppe wachsenden Pflanzen zur Behandlung typischer und weitgehend aus diesem Umfeld resultierenden Krankheiten. Pflanzen, die man auch als die Überlebensexperten der Natur bezeichnen könnte, reagieren auf die jeweilige biologische Umgebung und bilden Inhaltsstoffe, die ihnen helfen, sich optimal an die gerade vorherrschenden Lebensbedingungen anzupassen. Genau dieses System nutzen die in ihrem Umfeld ansässigen Menschen – und natürlich auch, wie allgemein bekannt ist, die Tiere – indem sie die Pflanzen und Pflanzenteile in weitgehend naturbelassener Form zu sich nehmen, um auf diese Weise ihre Gesundheit zu stärken. In der Natur ist eben nützlicherweise alles miteinander verbunden.

Ein weiteres typisches Zeichen für die Volksmedizin ist der Umstand, daß man keine allgemeingültige Dosierungsvorschrift aufstellen kann. Das liegt in erster Linie daran, daß jede einzelne Pflanze in Abhängigkeit verschiedener wachstumbedingter Faktoren die heilaktiven Wirkstoffe in unterschiedlicher Konzentration in sich trägt. Auch seine Nutzer sind teils sehr verschieden in ihrer Konstitution und jeweiligen Befindlichkeit, und so ist die richtige und individuell wirksame Einnahmemenge von Fall zu Fall sehr unterschiedlich. Die Anwender sind angehalten, auf ihre körperlichen Signale zu hören, was Aufschluß darüber gibt, ob mehr oder weniger von der Droge eingenommen werden sollte. Dies ist ein krasser Unterschied zur schulmedizinischen

Anwendung, die sich an einer standardisierten, vorgegebenen Dosierung orientiert, bei der die Konzentration so hoch angesetzt wird, daß eine Reaktion innerhalb kürzester Zeit erzielt wird. Die Konzentrationen einzelner Heilstoffe sind dabei so hoch, daß daraus oft schädliche Nebenwirkungen entstehen. Die zuvor im Rahmen der traditionellen Volksheilkunde beschriebene Dosierungsfindung kann hier wegen der sehr hohen Konzentration der Wirkstoffe nicht angewendet werden, das gesundheitliche Risiko wäre schon bei kleinen Fehlern zu hoch. Hervorzuheben ist die Notwendigkeit der konsequenten Einnahme der volkstümlichen Mittel, da diese im allgemeinen nicht sofort ihre Wirkung entfalten, sondern erst über einen längeren Zeitraum heilsamen Einfluß nehmen können. Auffallend in diesem Zusammenhang ist die Heilstoffaufnahme durch das Trinken des Tees aus der Grunddroge. Dabei füllt man nicht nur seine körperlichen Wasserdepots auf, sondern verteilt die Heilstoffe mit der Flüssigkeit im gesamten Körper. Eine reichliche Versorgung des Körpers mit Flüssigkeit ist für sich genommen schon eine wirksame gesundheitsfördernde Maßnahme, die durchaus auch einen bedeutenden, heilenden Einfluß auf eine Erkrankung nehmen kann.

Die Katzenklaue nimmt in ihrem Verbreitungsgebiet einen ganz besonderen Platz auf der Liste der heilkräftigen Pflanzen ein.

Die unglaubliche Bandbreite des gesundheitlichen Wirkens von Cat's Claw wird am ehesten ersichtlich, wenn man die verschiedenen volkstümlichen Indikationen oder Heilanwendungen betrachtet. Diese sind von Land zu Land etwas unterschiedlich. Zum einen liegt dies wohl daran, daß, je nachdem wie lange Cat's Claw bekannt ist, um so mehr

Anwendungen entdeckt werden. Andererseits aber liegt es auch an den unterschiedlichen Medizintraditionen und dem Vorhandensein anderer, gegen bestimmte Erkrankungen wirkungsvoller pflanzlicher Mittel. Die folgende Liste ist sicher nicht vollständig, aber trotz alledem, unseren Recherchen nach, recht repräsentativ. Wir staunten dabei immer wieder über die vielen Anwendungen von Cat's Claw in der volkstümlichen Heilkunde Südamerikas. Am eindrucksvollsten ist die Zahl der Anwendungen in Peru, der Heimat der Queschua-Indios, der Inka also. Im Gefolge der Eroberungen dieses kriegerischen Volkes trat wohl auch Cat's Claw seinen Siegeszug durch weite Teile Süd- und Mittelamerikas an. In der traditionellen peruanischen Heilkunde wird wahrscheinlich der Ursprung der medizinischen Anwendungen der Katzenklaue liegen.

Doch nun verschaffen Sie sich selbst einen Überblick über die zahlreichen gesundheitlichen Einsatzgebiete der vielseitigen Liane.

Guayana

Ruhrinfektionen

Kolumbien

Durchfall

Gonorrhöe (Tripper)

Ruhrinfektionen

Verdauungsstörungen

Peru

Abszesse

Arthritis

Asthma

Blutreinigung

Blutstillung

Diabetes

Durchfall

Empfängnisverhütung (zusammen mit anderen Pflanzen, Cat's Claw ist jedoch Hauptbestandteil)

fieberhafte Infektionen

Gastritis

Gonorrhöe

Hämorrhoiden

Harnwegserkrankungen

Hautunreinheiten

Immunschwäche

Kosmetik

Krebserkrankungen des weiblichen Urogenitaltraktes

Leukämie

Magenreizungen und -geschwüre

Menstruationsprobleme

Nierenreinigung

PMS (Prämenstruelles-Syndrom)

Rheuma

Schmerzen, durch Entzündungen verursacht

Schwäche, allgemeine

Stabilisierung der Gesundheit (Vorbeugung)

Tumore

Wundheilung

Zysten

Surinam

Darmerkrankungen

Ruhr

Wundheilung

Moderne, gesundheitsbezogene Anwendungen von Cat's Claw

Seitdem Cat's Claw auch in der westlichen Welt bekannt geworden ist, haben sich viele neue Einsatzgebiete für die tropische Liane ergeben. Hunderttausende haben in den letzten Jahren rund um die Welt Erfahrungen gesammelt und weitergegeben, um anderen zu helfen. Wie immer in solchen Fällen, gibt es natürlich auch Übertreibungen; zum

Beispiel wird die Katzenklaue ab und an als Wundermittel gegen AIDS angepriesen – aber, um es ganz klar zu sagen: Die ultimative Kur gegen HIV bietet Cat's Claw nicht! Andererseits liegen genügend Meldungen darüber vor, daß regelmäßige Anwendung von Cat's Claw das Leben vieler AIDS-Kranker deutlich zu verlängern und ihr Leiden in so mancher Hinsicht zu lindern vermag. Schaden kann es jedenfalls nicht, wenn es in solchen Fällen eingesetzt wird. Mehr über AIDS und Cat's Claw finden Sie auf Seite 41.

Die folgende Liste führt auf (ohne Anspruch auf Vollständigkeit), welche Erkrankungen heutzutage im Westen schon mit positiven Effekten mittels Cat's Claw behandelt worden sind. Probieren Sie doch einfach mal, mit der Katzenklaue etwas zu kurieren, was nicht auf der Liste steht. Sofern es ernster Natur sein sollte, natürlich mit dem Einverständnis Ihres behandelnden Mediziners. Informieren Sie uns, damit auch diese Anwendung bei einer Neuauflage zum Nutzen aller gesundheitsbewußten Mitmenschen in dieses Buch aufgenommen werden kann.

Anämie

Cat's Claw in Form von Tee, Kapseln oder Konzentrat täglich innerlich anwenden.

Arthrose

Cat's Claw in Form von Tee, Kapseln oder Konzentrat täglich innerlich anwenden.

Atemwegserkrankungen

Täglich mindestens 1 Liter Cat's Claw-Tee trinken und 1 bis 2mal am Tag heißen Dampf von Cat's Claw-Tee inhalieren.

Candidiasis

Cat's Claw in Form von Tee (mindestens 1 Liter pro Tag), Kapseln oder Konzentrat täglich innerlich anwenden. Langfristige Kur von mindestens 4 Monaten.

Depressive Verstimmung

Cat's Claw in Form von Tee (mindestens 1 Liter pro Tag), Kapseln oder Konzentrat täglich innerlich anwenden.

Divertikel

Cat's Claw in Form von Tee (mindestens 1 Liter pro Tag), Kapseln oder Konzentrat täglich innerlich anwenden. Nach Absprache mit dem behandelnden Mediziner auch Einläufe mit Cat's-Claw-Tee.

Freie Radikale

Zur Vorbeugung gegenüber den sogenannten „Freien Radikalen", hochreaktiven Molekülen, die die gesunden Stoffwechselfunktionen des Körpers extrem stören können, läßt sich Cat's Claw mit ausgezeichneten Erfolgen einsetzen. Eine Tasse täglich reicht dafür in den meisten Fällen völlig aus. Freie Radikale tragen zur Entstehung von Krebs und vielen anderen chronischen Erkrankungen bei, verursachen verfrühte Alterungsprozesse, schwächen das körpereigene Immunsystem und vermindern die Vitalität. Die Belastung durch Freie Radikale entsteht durch Rauchen, die Anwendung vieler chemischer Medikamente, Elektrosmog, Streß, radioaktive Strahlung und Umweltgifte (z. B. Pestizide, Insektizide und Fungizide). Cat's Claw ist wegen seiner bemerkenswerten Fähigkeiten als Radikalenfänger auch sehr gut zur Behandlung von Erkrankungen aufgrund radioaktiver Strahlung geeignet.

Fungizid

Cat's Claw in Form von Tee, Kapseln oder Konzentrat täglich innerlich und im Bedarfsfall auch äußerlich als Waschung anwenden.

Gastritis

Cat's Claw in Form von Tee, Kapseln oder Konzentrat täglich innerlich anwenden.

Grippe

Cat's Claw in Form von Tee (mindestens 1 Liter täglich), Kapseln oder Konzentrat täglich innerlich anwenden.

Hautprobleme

Waschungen mit Cat's-Claw-Tee und zusätzlich mindestens 1 Liter des Tees täglich trinken. Den Tee nicht süßen, außer mit Stevia.

Hoher Blutdruck

Cat's Claw in Form von Tee, Kapseln oder Konzentrat täglich innerlich anwenden.

Immunschwäche

Cat's Claw in Form von Tee, Kapseln oder Konzentrat täglich innerlich anwenden.

Infektionen

Cat's Claw in Form von Tee, Kapseln oder Konzentrat täglich innerlich und im Bedarfsfall auch äußerlich in Form von Waschungen anwenden.

Leukämie

Cat's Claw in Form von Tee (mindestens 1 Liter pro Tag), Kapseln oder Konzentrat täglich innerlich anwenden.

Morbus Crohn

Cat's Claw in Form von Tee (mindestens 1 Liter pro Tag), Kapseln oder Konzentrat täglich innerlich anwenden.

Müdigkeit, ständige

Cat's Claw ist keine „Hallo-Wach-Tablette". Aber die Liane kann in vielen Fällen bei regelmäßiger Anwendung den Stoffwechsel wieder ordentlich auf Trab bringen und den Organismus gründlich entschlacken helfen. Cat's Claw in Form von Tee, Kapseln oder Konzentrat täglich innerlich anwenden.

Parasitenerkrankungen

Cat's Claw in Form von Tee, Kapseln oder Konzentrat täglich innerlich anwenden.

PMS

PMS, das prämenstruelle Syndrom, sorgt bei vielen Frauen für „schlimme Zeiten" vor der Periode. Bauchkrämpfe, Kopfweh, Schlafstörungen, Gereiztheit und andere Symptome gehören zu dieser weit verbreiteten Befindlichkeitsstörung.

Täglich 1 bis 2 Tassen Tee trinken. Wenn die gewohnten Symptome ausbleiben, trotzdem ab dem Eisprung bis nach der Menses täglich oder alle zwei Tage 1 Bechertasse Cat's-Claw-Tee trinken.

Rheumatismus

Cat's Claw in Form von Tee, Kapseln oder Konzentrat täglich innerlich anwenden.

Schlafstörungen

Cat's Claw in Form von Tee, Kapseln oder Konzentrat täglich innerlich anwenden.

Ulcus cruris

Täglich mindestens 1 Liter Tee trinken und Umschläge mit frischem Cat's-Claw-Tee machen.

Verdauungsstörungen

Nach jeder Mahlzeit 1 Bechertasse Cat's-Claw-Tee genießen.

Viruserkrankungen

Cat's Claw in Form von Tee (mindestens 1 Liter täglich), Kapseln oder Konzentrat täglich innerlich und im Bedarfsfall auch äußerlich als Waschung anwenden.

Vitalisierung, allgemeine

Täglich 1 bis 2 Tassen Cat's-Claw-Tee trinken.

Spezielle Einsatzgebiete von Cat's Claw

Auf drei unseres Erachtens besonders interessante Einsatzgebiete für Cat's Claw möchten wir an dieser Stelle etwas
ausführlicher eingehen. Zwei davon sind schlimme Erkrankungen, das dritte ist zwar im allgemeinen nicht so gravie-
rend, aber recht belastend und das vierte betrifft eine vollkommen andere Qualität, nämlich die sportliche
Belastbarkeit.

AIDS

Bereits im Jahre 1984 wurde in Österreich die Idee geboren,
AIDS mittels Cat's Claw zu behandeln. Weltweit begannen
mehrere Forscher, sich um dieses wichtige Einsatzgebiet von
Cat's Claw zu kümmern. 1992 stellte Dr. Ursula Keplinger,
die Tochter von Klaus Keplinger, anläßlich eines AIDS-Kon-
gresses in Zürich, die positiven Ergebnisse klinischer Untersuchungen an einer Gruppe HIV-positiver Patienten vor, die
mit Cat's Claw und Extrakten aus der Liane behandelt worden waren. Die Studie wurde weiter geführt und 1994 stand
fest, daß Cat's-Claw-Wirkstoffe in mancher Hinsicht ähnlich gute Resultate bei der AIDS-Therapie liefern, wie die
Standard Medikation AZT. Außerdem wurden viele Nebenwirkungen von AZT durch Cat's-Claw-Extrakte abge-
schwächt. Ein weiterer wichtiger Effekt bei der Behandlung
von HIV-Positiven mit Extrakten der Katzenklaue besteht
darin, daß Sekundärinfektionen, die eine große Gefahr bilden und die Lebensqualität der Erkrankten sehr beeinträch-
tigen, auf breiter Basis entgegengewirkt wird.

In Apotheken ist ein Präparat namens *Krallendorn*®, das
einen sehr effektiven Wirkstoff der Cat's-Claw-Pflanze

enthält, erhältlich. Es wurde von Dr. Keplinger mit guten Erfolgen bei der Behandlung von AIDS-Erkrankten sowohl in Kombination mit AZT als auch allein eingesetzt. Bei der Kombination mit AZT fiel auf, daß die schädlichen und unangenehmen Nebenwirkungen dieses gängigen AIDS-Mittels reduziert wurden. Aber auch *Herpes genitalis, Herpes zoster* und verschiedene weitere Viruserkrankungen sprechen auf Krallendorn gut an.

Krebsprophylaxe
(besonders für Aktiv- und Passivraucher)

Ein ganz besonders aussichtsreiches Einsatzgebiet für Cat's Claw scheint die Krebsprophylaxe zu sein. Deswegen haben wir diesen wichtigen Punkt in dem folgenden Abschnitt ausführlicher behandelt.

Der Krebs[6] ist so alt wie der Mensch selbst und jeder trägt die Voraussetzungen für einen möglichen Krankheitsausbruch fest verwurzelt in sich. Dennoch entscheiden Umweltbedingungen, Lebensweise und die Lebenseinstellung über eine Verstärkung oder Abschwächung des persönlichen Krebsrisikos. Im heutigen Alltag des westlichen Menschen findet man oft mehr oder weniger ideale Voraussetzungen für die Entstehung von Krebs unterschiedlichster Art. Die zunehmende Umweltverschmutzung, Elektrosmog, verstärkte radioaktive Belastung, immer stärker denaturierte Nahrungsmittel, Spritzgifte, Mißbrauch synthetischer Medika-

---

[6] Als Krebs wird die bösartige, das heißt die nicht in den gesunden Stoffwechselprozeß des Gewebes eingebundene Neubildung von Zellen bezeichnet.

mente und bewegungsarme Lebensweise tragen dazu bei, ein erhöhtes Risiko für gefährliche Zellentartungen (Krebs) zu schaffen. Somit ist es nicht verwunderlich, wenn immer mehr Menschen an den verschiedensten bösartigen Wucherungen leiden, die nur allzuoft das Leben kosten.

Eine bereits entstandene und in Bezug auf die Selbstheilungskräfte des Körpers außer Kontrolle geratene Wucherung zu stoppen, ist mit umfangreichen gesundheitlichen Folgerisiken verbunden, wobei ein dauerhafter Erfolg auch beim heutigen hochentwickelten Stand der medizinischen Möglichkeiten nicht garantiert werden kann. Der immense seelische Streß und die erheblichen Einschränkungen im täglichen Leben, die mit einer Krebserkrankung einhergehen, ganz zu schweigen von den enormen persönlichen und die Gesellschaft betreffenden Kosten, sollten Gründe genug für eine verstärkte Nutzung der natürlichen Krebsprophylaxe mit traditionell erprobten Nahrungsergänzungen sein. Natürlich können auch die besten Nahrungsergänzungen wenig ausrichten, wenn nicht zumindest die wichtigsten Verhaltensweisen zur Anwendung kommen, die einer Entstehung von Krebs Einhalt gebieten. Diese sind unseres Erachtens:

1. Das Immunsystem nicht zusätzlich durch denaturierte Nahrungsmittel belasten, also gesundheitsbewußt einkaufen und kochen und die Abwehrkräfte durch ausreichende Zufuhr von Vitalstoffen (Vitamine, Spurenelemente, Mineralstoffe, Aminosäuren) auf hohem Niveau stabilisieren.

2. Den Körper in seinen Entgiftungsfunktionen unterstützen. Dabei helfen unter anderem: Mindestens 30 ccm Wasser pro Kilogramm Körpergewicht täglich, ausrei-

chende Bewegung, wie täglich eine dreiviertel Stunde spazieren gehen oder 30 Minuten joggen, Ernährung mit viel Ballaststoffen, Enzymen und Chlorophyll. Alkohol, Kaffee und Tabak sollten nur in Maßen konsumiert werden.

3. Eine positive Lebenseinstellung, die letztlich aus dem Entschluß erwächst, die persönliche Lebenszeit als wertvoll anzusehen und so gut es geht, die eigenen Talente und guten Charaktereigenschaften zum Besten aller Beteiligten zu entfalten.

Die aus Platzgründen an dieser Stelle nur kurz angesprochenen Ratschläge können im Anhang, in der Bibliographie, die wir für Sie zusammengestellt haben, weiter verfolgt werden.

Wer jetzt denkt, „ich habe aber keinen Krebs, wozu soll ich da gesundheitsbewußt leben?", sollte sich die folgenden Zusammenhänge vor Augen halten:

Eine Krebserkrankung entsteht nicht innerhalb weniger Wochen oder Monate, sondern über Jahre und Jahrzehnte, während derer der Stoffwechsel immer mehr aus dem Gleichgewicht gerät. Schließlich können die Zellentartungen vom körpereigenen Abwehrsystem nicht mehr eingegrenzt werden und eine klinisch diagnostizierbare Krebserkrankung ist entstanden. Das Fortschreiten einer Krebserkrankung läßt sich in den Stufen beschreiben:

1. Initiierung – die Auslösung der Mutation

2. Latenzperiode. Sie kann sich über 15 - 20 Jahre dahinziehen, ohne daß man etwas bemerkt. Am Ende bringt sie den vollentwickelten Tumor hervor.

3. Klinische Manifestation. In dieser Phase unterscheidet man die gerade noch frühzeitige Erkennung oder aber

die fortgeschrittene Metastasierung, welche keine verläß-
lichen Prognosen bezüglich einer Heilung mehr zuläßt.
Objektiv gesehen läßt dieser Verlauf die Mutmaßung zu, daß
der Organismus in den ersten beiden Phasen durchaus gute
Chancen hat, die dritte und letzte Stufe zu vermeiden, wenn
die auf S. 43-44 dargestellten drei wichtigen Verhaltensweisen für die Gesundheit angemessene Berücksichtigung
finden und zusätzlich geeignete Nahrungsergänzungen angewendet werden, die die gesundheitsgefährdenden Einflüsse
außerhalb unserer Kontrolle in ihren destruktiven Auswirkungen abfangen. Dies kann zum Beispiel mit Cat's Claw
geschehen, denn die antimutagen wirkenden Oxindol-Alkaloide[7] der Katzenkralle sorgen zusammen mit den genau
von der Natur abgestimmten Begleitstoffen dafür, daß die
Kette karzinogener[8] Abläufe ständig gestört und unterbro-
chen wird, was zu einer Verzögerung und sogar zur Vermei-
dung des Ausbruchs einer Krebserkrankung führen kann.

Bitte verstehen Sie die vorstehenden Aussagen nicht als
eine Art Heilungsgarantie. Cat's Claw kann sehr viel für Ihre
Gesundheit tun, ist aber definitiv *kein* ultimatives Wundermittel. Andererseits hat es bereits weltweit vielen geholfen
und weist keine schädlichen Nebenwirkungen, wie etwa die
in der Krebstherapie verbreiteten Chemotherapeutica, auf.
Mit Ausnahme von Schwangeren und Stillenden kann Cat's
Claw unseres Wissens und unserer Erfahrung nach unein-
geschränkt als gesundheitsfördernder Haustee empfohlen
werden.

---

[7] Die in der Katzenkralle enthaltenen hochwirksamen Oxindol-Alkaloide sind: Isopteropodine; Pteropodine; Isomitraphylline; Uncarin F; Mitraphyllin; Speciophyllin.

[8] d. h. krebsige Entartungen fördernder

Erwiesen ist auch, daß die Heilkraft von Cat's Claw, neben seiner individuellen Eigenwirkung, oft auch die Heilwirkung vieler therapeutischer Maßnahmen erhöhen kann und schädliche Nebenwirkungen bestimmter schulmedizinischer Therapien, die den Körper zusätzlich schwächen, harmonisiert.

Die natürliche Wirkstoffkombination in Cat's Claw hat sich immer wieder als sehr effizient vor allem in der Prophylaxe von Krebserkrankungen erwiesen, wie beispielsweise die Mailänder Studien beweisen.

Verbesserung der körperlichen Belastungsfähigkeit

Die Katzenklaue hat nicht nur dem Kranken, sondern auch dem Gesunden einiges zu bieten. Wer zum Beispiel etwas für seine Kondition tun möchte, ist mit dem täglichen Genuß von Cat's-Claw-Tee gut beraten. Denn die Wirkstoffe der Dschungelpflanze steigern die Produktion der roten Blutkörperchen. Diese sind für die Versorgung des Körpers mit Sauerstoff da. Sind mehr davon verfügbar, steigt die Fähigkeit des Blutes, Sauerstoff zu transportieren. Und damit werden körperliche und auch psychische Belastungen besser verkraftet. Gerade Sportler werden die Hilfe der Katzenklaue bei der Verbesserung ihrer Kondition schnell zu schätzen wissen. Ein heißer Tip: Verwenden Sie Cat's-Claw-Tee im Zusammenhang mit L-Carnitin. Letzteres ist eine Art vergessenes Vitamin der B-Gruppe, das für den gesamten Energiestoffwechsel unentbehrlich ist.[9] Ihr Training wird für

---

[9] Ausführliche Informationen über L-Carnitin finden Sie in „L-Carnitin" von Walter Lübeck, Windpferd Verlag.

Sie viel weniger anstrengend und trotzdem wesentlich effektiver werden. Sie werden über Ihre Trainingserfolge staunen!

Exkurs: Schulmedizin und traditionelle Heilkunst im Vergleich

Sehr oft wird gerade von der Schulmedizin die Wirksamkeit der traditionellen Heilpflanzen in Frage gestellt. Lediglich Einzelwirkstoffe, separiert und in hohen Dosierungen in untersuchten und zugelassenen Medikamenten verarbeitet, werden toleriert. Die Schulmedizin bestreit, daß die im Medikament hochdosierten Wirkstoffe in ihrer Heilwirkung gleichzusetzen sind mit der nahezu im ursprünglichen Zustand belassenen Naturdroge, in der sich zwar die selben Wirkstoffe befinden, aber in keiner vergleichbar hohen und vor allem nicht in einer isolierten Form. Die Schlußfolgerung „weniger Wirkstoff = weniger Heilkraft" scheint im ersten Moment zwingend. Allerdings hat die Erfahrung gezeigt, daß Zubereitungen aus der ganzen Pflanze, also mit allen natürlichen Begleitstoffen, eine umfassendere, insgesamt harmonischere Wirkung aufweisen, als isolierte Substanzen, und vor allem auch das gesamte Milieu des Organismus wieder zu normalisieren vermögen. Oft sogar nachhaltig!

Genau dies hat die traditionelle Volksheilkunde auch im Sinn: Den Körper wieder in einen Zustand zu versetzen, der geeignet ist, mit alltäglichen Problemen, wie Bakterien und Pilzen, umzugehen, und dies durch Heilmittel, die möglichst keine negativen Begleiterscheinungen für den Organismus mit sich bringen.

Während die Schulmedizin meist mit vergleichsweise hohen Wirkstoffkonzentrationen arbeitet und diese gerne zur akuten Krankheitsbekämpfung verabreicht, bemüht sich die Volksmedizin um geeignete Vorbeugungsmaßnahmen, damit gesundheitliche Probleme größerer Art am besten gar nicht erst aufkommen. Im alten China wurde in manchen Regionen zum Beispiel der Arzt eines Dorfes bezahlt, wenn alle gesund waren. Im Krankheitsfalle war er dann zu unentgeltlicher Hilfeleistung verpflichtet.

Verständlich wird diese Handhabung, wenn bedacht wird, daß in den kleinen Stammesgemeinschaften der naturnah lebenden Völker jedes einzelne Mitglied wichtige Funktionen zu tragen hatte und ein Arbeitsausfall schwer zu verkraften war. Dementsprechend bestand das Bestreben traditioneller Heilkunst zu allererst darin, einen Ausfall durch Krankheit zu verhindern, anstatt eine akute Erkrankung lange und aufwendig behandeln zu müssen.

Auch die Heilung verschiedener kleinerer Krankheiten und „Wehwehchen" sowie die Wiederherstellung organisch gestörter Funktionsabläufe waren und sind in der Volksheilkunde noch heute vordergründig. Die heilsamen Pflanzen wurden daher meist zur Nahrung und zur Prävention in den Stammesalltag eingebracht. So fand im Rahmen der täglichen Ernährung automatisch eine effektive Stärkung der Gesundheit statt, ganz im rechten Verständnis des Bibelwortes „Laßt Eure Nahrung Eure Heilung sein!"

Eine so gute und verträgliche Schutz- und Heilwirkung findet sich natürlich nicht in einem einzigen Stoff der Pflanze. Es muß schon der Gesamtkomplex der Vitalstoffe in (im industriellen Sinne) unkonzentrierter Form sein, der Verwendung findet. Genau an diesem Punkt hängt sich die

Konfrontation der Schul- und der Volksmedizin regelmäßig auf.

Genau wie in der Homöopathie[10] kann die Wirkung mit den verfügbaren Meß- und Analysetechniken nicht, oder nur ungenügend nachvollzogen werden. Nur allzu häufig endet eine solche Diskussion nach der Devise „was nicht nachweisbar ist, ist auch nicht existent".[11]

Den Beweis gegen diese These tritt die Volksmedizin über die alltägliche Erfahrung der Wirkung ihrer im allgemeinen gut verträglichen, gesundheitsfördernden Mittel an, die jeder, der sich längere Zeit mit Naturheilkunde beschäftigt und diese nach ihren Regeln einsetzt, kennt. Immerhin sind naturheilkundliche Praktiken in einem Umfeld entstanden, das auf Funktionalität angewiesen war, sich also wegen fehlender „sozialer Hängematte" nicht viel Illusionen im Umgang mit Krankheit und Gesundheit leisten konnte. Die

---

[10] Die Homöopathie ist eine von dem Arzt und Apotheker Samuel Hahnemann (1755 - 1843) entwickelte Heilkunst, die mit auf spezielle Weise verdünnten (homöopathisch potenzierten) Arzneien nach dem Ähnlichkeitsprinzip heilt. Dieses Prinzip besagt, daß ähnliches durch ähnliches geheilt wird. Mit anderen Worten: Wenn eine Arznei von einem Gesunden eingenommen ähnliche Symptome bei diesem hervorruft, wie sie bei einem Kranken auftreten, kann sie den letzteren heilen, wenn sie in homöopathischer Form gegeben wird. Vertiefende Informationen über die Homöopathie können Sie aus den in der Bibliographie angeführten Büchern entnehmen.

[11] Allerdings sind in den letzten Jahrzehnten diverse wissenschaftliche Beweise für die Wirkungen extrem hoch verdünnter Arzneien, wie zum Beispiel homöopathische Medikamente, geführt worden. So hat der deutsche Physiker Fritz Albert Popp beispielsweise im Rahmen seiner Biophotonenforschung die Wirkung von homöopathischen Arzneien nachgewiesen.

Devise war: Was einfach und effektiv gesund macht, wird verwendet!

Die einmal gewonnenen Erfahrungen wurden den Nachkommen meist mündlich überliefert, damit diese auf den bereits bekannten Erkenntnissen aufbauen konnten. Demzufolge findet man unter den traditionellen Volksheilmitteln nur sehr selten schädliche Nebenwirkungen. Dies würde dem Geist traditioneller Heilkunde und Gesundheitsvorsorge entgegenstehen. Sicher ist es richtig, bei uns wenig bekannte Naturheilmittel und gesundheitlich wirksame Nahrungsergänzungen gründlich zu erforschen. Jedoch wäre es vermessen, dies ausschließlich nach den sehr jungen Maßstäben der westlichen Schulmedizin zu tun. Gerade, wenn die zu begutachtenden Mittel schon seit Jahrhunderten, vielleicht Jahrtausenden von ganzen Völkern mit besten Erfolgen eingesetzt wurden und werden.

Abschließend möchten wir klarstellen, daß wir durchaus nicht der Ansicht sind, die westliche Schulmedizin sei überflüssig. Gerade bei akuten Erkrankungen und der Versorgung von Unfallopfern sowie der Diagnose hat sie sich bestens bewährt. Allerdings sollte sie endlich die traditionelle Naturheilkunde inklusive gesundheitlich wertvoller Nahrungsergänzungen als Schwester im Kampf gegen die Krankheiten akzeptieren und mit ihr zum Wohle aller Menschen zusammenarbeiten. Denn soviel die Schulmedizin auch hinsichtlich der Diagnose und der Behandlung akuter gesundheitlicher Probleme zu bieten hat, so hilflos ist sie doch im allgemeinen bei chronischen Erkrankungen und psychosomatischen Leiden.

Zu Beginn eines neuen Jahrtausends, in dem wahrscheinlich immer mehr Grenzen zwischen den Völkern sowohl in materieller als auch in geistiger Hinsicht fallen werden, ist es unserer Ansicht nach auch an der Zeit, die durch die Erfahrung von Millionen von Anwendern widerlegten Vorurteile gegen Naturheilkunde und Nahrungsergänzungen endgültig abzuschaffen und eine neue, im wahrsten Sinne des Wortes menschengerechte Medizin, die alle Wege der Heilung angemessen berücksichtigt, zu formulieren.

3. Kapitel

Was sagt die Wissenschaft zu Cat's Claw?

Nachdem Klaus Keplinger den Stein ins Rollen gebracht hatte, wurde vielerorts eifrig über Cat's Claw geforscht und Neues aus den pharmakologischen Möglichkeiten der Pflanze entwickelt.

Am Anfang stand jedoch die Wirkstoffbestimmung. Im Rahmen der pharmakologischen Forschung sind mittlerweile zehn sogenannte *pentacyclische Oxindol-Alkaloide* als Wirkungsträger identifiziert worden, von denen sechs besonders starke Heilkraft zu besitzen scheinen. Das sind: *Isopterodine, Pteropodine, Isometaphylline, Uncarin F, Mitraphyllin und Speciophyllin.*

Weitere Testreihen zeigten dann neben herausragenden antileukämischen Eigenschaften auch die kraftvolle Immunförderung sowie antivirale, -tumoröse und fungizide (pilztötende) Eigenschaften von Cat's Claw.

• Auf dem Züricher AIDS-Kongreß 1992 veröffentlichte Dr. Ursula Keplinger Erkenntnisse über den „Einfluß von Krallendornextrakt auf retrovirale Infektionen" und brachte mit Cat's Claw neue Impulse in die AIDS Forschung, die sich der hochaktiven *Uncaria tomentosa*-Heilstoffe interessiert annahm.

• In einer Doppel-Blind-Studie untersuchte die Mailänder Universitätsklinik die *Uncaria tomentosa*-Wirkstoffe hinsichtlich ihrer antitumorösen Wirkung. Dabei wurden ganz erstaunliche Ergebnisse erzielt. Im Urin der Testpersonen,

Die Inhaltsstoffe von Cat's-Claw

3beta, 6beta, 7-Acetoxydihydronomillin SD CCO,
19alpha-trihydroxy-urs-12-en-28-oic-Säure,
5alpha- carboxystrictosidin,
Acetyluncaric-Säure PL JSG, Adipic-Säure,
Allopteropodine, Angustine, Campesterol,
Carboxystrictosidin, Catechol BR AYL,
D-Catechine, DL-Catechol, Catechutannic säure,
Beta-sitosterol, Corynantheine, Corynoxein,
Dihydrocorynanthein, Dihydrocorynanthein-n-oxid,
Dihydrogambirtannin, Ellagic-Säure, L-Epicathechol,
(-)-Epicatechin, Gallic-Säure, Hanadamin, Hirsutin,
Hirsutein, Hirsutin-N-Oxid, Hyperin,
3-Iso-19-EPI-Ajmalicin, Isocorynozein,
Isomitraphyllin, Isopteropodin, Isorhynchophyllin,
Isorhynchophyllin-N-Oxide, Isorotundifoline,
Ketouncaric-Säure, Mitraphyllin,
11-Methoxyyohimbin, Oleanolic-Säure, Ourouparin,
Oxogambirtannin, Pteropodin,
Quinovic-Säure-3beta-o-(Beta-d-glucopyranosyl -
(1->3)beta-d-fucopyranosyl-(27->1)beta d-glucopyra-
nosyl-ester,
Quinovic-Säure-3beta-o-beta-d-fucopyranosid,
Quinovic-Säure-3beta-o-beta-d-fucopyranosyl-
(27->1)beta-d-glucopyranosylester,
Quinovic-Säure-3beta-0-beta-d-quinovopyranosid,
Rhynchophyllin, Rotundifolin, Speciophyllin,
Stigmasterol, Uncarin, Uncarin-f,
Ursolic-Säure.

die übrigens allesamt Raucher waren, fand man vor der Test-studie eine große Anzahl mutagener Stoffe, welche für die Entstehung von Lungenkrebs verantwortlich waren. Die Patienten wurden einen Monat lang mit Cat's-Claw-Präpa-raten behandelt. Die anschließende Untersuchung des Urins der Testpersonen ergab, daß die mutagenen Stoffe nahezu verschwunden waren und dies auch noch 14 Tage nach Ver-abreichung der letzten Cat's-Claw-Präparates anhielt.

• An der Naturwissenschaftlichen Fakultät der Universi-tät Innsbruck beschäftigt sich Prof. Dr. Hermann Stuppner mit den wirkungsaktiven Substanzen der *Uncaria tomento-sa*-Liane. Die Ergebnisse seiner Untersuchungen bestätigten die Wirkungsaktivität der pflanzeneigenen Oxindol-Alka-loide und brachten auch die Erkenntnis, daß Cat's-Claw-Wirkstoffe wertvolle Hilfe als Adjuvans leisten. Dies bedeu-tet, daß sie auch pflanzenfremde Wirkstoffe in ihrer Heil-kraft unterstützen und verstärken können

Wirksame Bestandteile der Pflanze und ihre Hauptmerkmale

Die phytochemische Analyse weist etwa 56 nachweisbare Wirkstoffe auf, die den größten Teil des Vitalstoffsystems der Katzenklaue darstellen. Damit wir uns hier nicht im Wirkstoffdickicht zwischen wissenschaftlich abenteuerlich angehäuften Buchstabenreihen verlieren, möchte ich nur die nachgewiesen wirkungsaktiven Inhaltsstoffe näher erklären, was aber nicht heißt, daß die nicht erwähnten Substanzen keine Wirkung hätten! Man kann sie lediglich – noch – nicht messen und demzufolge auch nicht dokumentieren.

Beginnen möchte ich mit den Substanzen, die an erster Stelle im Bekanntheitsgrad stehen, den **Oxindol-Alkaloiden**, unter denen man die sechs schon weiter oben genannten gruppenzugehörigen, wirkungsaktiven Alkaloide findet.

Was sind Alkaloide?

Es gibt etwa 10.000 verschiedene, wissenschaftlich definierte Alkaloide aus wiederum über 100 Pflanzenfamilien, die man als meist basische Stickstoffverbindungen aus einem oder mehreren heterozyclischen Ringen beschreibt. Meist sind die Aminosäuren Prolin, Ornithin, Lysin, Phenylalanin und Tryptophan Grundbestandteile von Alkaloiden. Deshalb möchte ich einen kurzen Exkurs in die Wirkungsmerkmale der typischen Aminosäuren-Grundbauteile machen ...

Da wäre zuerst das **Prolin**. Dabei handelt es sich um eine ganz besondere Aminosäure, die zwar in fast allen Proteinen vorkommt, jedoch als einzige Aminosäure eine sekundäre Aminogruppe beinhaltet. Nach der Aufnahme mit der Nahrung spaltet es sich in **Glutaminsäure** auf, die wichtig für den Hirnstoffwechsel ist, und in **Hydroxyprolin**. Die letztgenannte Substanz kommt in großen Mengen im Kollagen vor, das man aus der Kosmetik hinreichend kennt. Im Körper wird Kollagen, das aus der Hydrolyse von Prolin- und Lysinresten entsteht, vor allem im Bindegewebe, Zahnbein, in Knorpeln, Knochen und Sehnen benötigt. Außerdem gibt die Konzentration an Hydroxyprolin im Serum und Urin Aufschluß über das Vorhandensein metabolischer (durch einen unnatürlichen Stoffwechsel verursachte) Knochenerkrankungen.

Die Aminosäure **Ornithin** ist ein wichtiger Bestandteil von Peptidantibiotika. Dabei handelt es sich um ein natürliches Antibiotikum, das sich aus säureamidartigen Aminosäureketten mit bis zu 10 Aminosäuren bildet. Unter Zufuhr von in Enzymen enthaltenen säureamidartig verknüpften Aminosäuren kann daraus ein sanfter prophylaktischer Schutz vor Infektionen und schädlichem Mikrobenbefall erwachsen.

Phenylalanin ist eine aromatische, essentielle, das heißt vom Körper nicht selbst herstellbare Aminosäure, die, über Hydroxylierung abgebaut, zur Aminosäure Tyrosin wird. Mangelerscheinungen und damit verbundene Störungen in der Hydroxylierung zu Tyrosin kann zu krampfartigen Anfällen, Pigmentarmut und verstärkter Aknebildung führen.

Zu guter Letzt findet man das wichtige **Tryptophan**, eine ebenfalls essentielle Aminosäure, die sozusagen die Ausgangssubstanz für die Biosynthese von Tryptamin, Serotonin, Nicotinsäure (NAD) und vor allem Melatonin ist. In der Medizin wird Tryptophan meist über die notwendige Tagesdosis hinaus bei Schlafstörungen und Depressionen eingesetzt. Medikamente, die in hohen Dosierungen Tryptophan beinhalteten, mußten kurzfristig vom Markt genommen werden, da durch die hohe Zufuhr das sogenannte Eosinophilie-Myalgie-Syndrom auftrat. Dieses äußert sich durch Muskel- und Gelenkschmerzen sowie in Krämpfen und Hautveränderungen. Doch kein Grund zur Panik. Die in den Cat's-Claw-Alkaloiden vorkommenden Konzentrationen an Tryptophan sind zu gering, um derlei Auswirkungen zu verursachen.

Alkaloide sind also Träger wichtiger Vitalstoffe, in unserem Falle von Aminosäuren. In der Pflanze kommen Alkaloide nicht in freier Form vor, sondern sind gebunden an organische Säuren. Um sie von ihnen zu trennen, bedarf es eines nicht unerheblichen Aufwandes, der sich von Species zu Species verfahrenstechnisch sehr unterscheiden kann.

Desweiteren haben Alkaloide spürbare Auswirkungen auf bestimmte Zentren des Nervensystems und sind meist höchst wirksam, auch in sehr, sehr kleinen Dosierungen (so schützt z. B. Chinin in Milligramm-Mengen vor Malaria und Koffein muntert auf und hebt die Stimmung bereits, wenn wenige Milligramm davon eingenommen werden).

Die gesundheits-aktiven Alkaloide der Katzenkralle sind allerdings absolut ungiftig. Sie finden sich hauptsächlich in der Baumrinde, vor allem aber in der Wurzelrinde. Die immunfördernde Wirkung dieser besonderen Alkaloid-Gruppe definiert ihre heilenden Eigenschaften.

In wissenschaftlichen Studien wurde festgestellt, daß sich schon mit relativ geringen Mengen davon die Immunleistung der Abwehrkräfte im menschlichen Körper um mehr als 50 % steigern ließ. Darüber hinaus eignen sich Oxindol-Alkaloide hervorragend als Adjuvans, begleitend zu Therapien, zu allererst bei Chemo- oder Strahlentherapien. Dabei erhöhen sie nicht nur die Heilwirkung der therapeutischen Mittel sondern tonisieren noch das Immunsystem und können damit zu kürzeren Erholungszeiten beitragen.

Weitere Inhaltsstoffe der Katzenklaue sorgen dafür, daß schädliche Rückstände von chemischen Medikamenten schneller ausgeschieden werden. Fünf der sechs Oxindol-Mitglieder haben außerdem vorbeugende, anti-leukämische Wirksubstanzen. In ihrer Gesamtheit haben sie zudem anti-tumoröse und anti-mutagene (krankhaften Zellveränderungen entgegenwirkende) Eigenschaften.

Quinone – Turbolader fürs Immunsystem

Eine weitere Gruppe von Substanzen, die bereits ausführlich Gegenstand von wissenschaftlichen Untersuchungen war, nennt man **Quinon-Säure-Glykoside**. Diese Stoffe wirken stark entzündungshemmend. Studien, sowohl in vivo (am lebenden Menschen) als auch in vitro (im Reagenzglas) beweisen, daß durch Einnahme der in der Katzenkralle reichlich enthaltenen Quinone die Widerstandskraft um 46 % bis zu 69 % gesteigert werden kann, womit ein Infektionsrisiko auch unter schwierigen Bedingungen merklich eingeschränkt wird. Quinon-Säure-Glykoside sind auch sehr wirksam bei Arthritis und Rheuma.

Die bekanntesten Vertreter der Quinone außerhalb der Inhaltsstoffe von Cat's Claw sind: **Vitamin K1** (Phyllochinon) und **Vitamin K2** (Menachinon). Beide gehören der Gruppe fettlöslicher Vitamine an, die in der Leber gespeichert und verarbeitet werden. Dabei beteiligen sie sich in der Leber an der Biosynthese verschiedener Blutgerinnungsfaktoren (Prothrombin, Faktor VII, IX und X). Der tägliche Bedarf an Phyllochinon liegt bei Männern bei etwa 80 mg und bei Frauen bei ca. 65 mg. Da bei Säuglingen häufig Mängel erkennbar sind, empfehlen Mediziner die zusätzliche Einnahme zur Vorbeugung während der Stillzeit. Mangelerscheinungen können zu verlängerten Blutgerinnungszeiten, oder aber gar zu spontanen Blutungen im Gewebe und in verschiedenen Organen führen.

Weit verbreitet ist das **Beta-Sitosterol.** Es kommt nur in Pflanzen vor und ist ein in seinem chemischen Aufbau dem Cholesterin verwandter Stoff. Bekannt ist es vor allem wegen seiner positiv-regulierenden Wirkung auf einen zu hohen Blutfettwert, als sogenannter Lipidsenker. Es wirkt außerdem gegen krankhafte Prostatavergrößerung, die beinahe die Hälfte aller Männer über 50 Jahren betrifft.

In der *Uncaria tomentosa*-Liane finden sich noch weitere, sehr wirkungsaktive Alkaloide, die jedoch nicht zur Familie der oxindolen Alkaloide zu zählen sind. Die drei, mit denen sich die Wissenschaft bisher ausführlicher befaßt hat, heißen **Rhynchophellin, Hirsutin** und **Mitraphyllin.**

An der medizinischen Fakultät der *Satama Medical School* in Japan forschten Wissenschaftler des medizinischen Departments bezüglich der blutdruckregulierenden und antimutagenen Wirkung dieser pflanzeneigenen Wirkstoffe und veröffentlichten ihre Ergebnisse in etlichen Studien aus den Jahren 1992 -1994. Die Untersuchungen befaßten sich auch mit der Auswirkung dieser Stoffe auf die gesamte daraus resultierende Biosynthese[12], deren recht komplizierte Zusammenhänge wohl eher für wissenschaftliche Fachwerke geeignet sind.

Nur eines ist in diesem Zusammenhang von Bedeutung: Es wurde durch die moderne Wissenschaft bestätigt, was schon seit Jahrtausenden bei den Indios in Südamerika bekannt ist: Es gibt keine gesundheitsschädlichen Nebenwirkungen, zumindest nicht bei der volksmedizinischen Anwendung. Wer sich davon gerne selbst überzeugen möchte, kann im Anhang die Referenzen zu den Untersuchungen finden.

---

[12] Als Biosynthese wird der Aufbau von chemischen Verbindungen in lebenden Zellen zur Aufrechterhaltung der Körperfunktionen bezeichnet

Alkaloid Uncarin F ist der Hauptwirkstoff von Cat's Claw

Dieses besondere, bei Forschungen an der Universitätsklinik Innsbruck unter der Leitung von Dr. H. Stuppner entdeckte Alkaloid zeichnet sich dadurch aus, daß es besonders aktiv Leukämie (Blutkrebs)-Zellen bekämpft, ohne dabei die gesunden Funktionen des Körpers, insbesondere die Bildung neuer Abwehrzellen im Knochenmark, zu behindern. Wenn die bisherigen Forschungsergebnisse halten, was sie versprechen, könnte der Cat's-Claw-Wirkstoff Uncarin F vielleicht schon bald eine kraftvolle Waffe gegen akute Leukämie sein.

Tannine

Die in der Cat's-Claw-Pflanze enthaltenen speziellen Gerbstoffe sind zwar in isolierter Form praktisch inaktiv in Bezug auf die Anregung des körpereigenen Immunsystems. Zusammen mit den in der Pflanze vorkommenden Begleitstoffen laufen sie jedoch zur Höchstform auf und stimulieren die körpereigene Abwehr kräftig, indem sie ein wesentlich verbessertes Wirkungsumfeld für die anderen Inhaltsstoffe der Liane schaffen.

4. Kapitel

Die besten Cat's-Claw-Rezepte

In diesem Abschnitt des Buches lernen Sie, wie Cat's-Claw-Tee und ein alkoholischer Auszug richtig zubereitet werden. Es gibt zwei etwas unterschiedliche Grundrezepte für den Tee, um den verschiedenen Ansprüchen gerecht zu werden.

Grundrezept I: Cat's-Claw-Haustee

Wenn Sie Cat's-Claw-Tee als Haustee verwenden möchten, ist das folgende Rezept am besten:

1 Eßlöffel der Rinde in gut 1 Liter kochendes Wasser geben und ungefähr 15 Minuten mit leicht perlendem Wasser kochen lassen. Dann durch ein Leinentuch (am besten) oder ein engmaschiges Sieb (geht auch) abgießen und in ein Vorratsgefäß füllen. Im Kühlschrank kann der Tee mehrere Tage aufbewahrt werden. Allerdings fängt er nach einigen Stunden an, nachzubittern. Der Geschmack wird dadurch nicht unbedingt schlecht. Einige meiner Bekannten mögen ihn gerade auf diese Weise gern. Mit Milch und Süße können Sie das Bittere ein wenig dämpfen. Aber bitte nehmen Sie aus gesundheitlichen Gründen weder weißen Zucker noch synthetische Süßstoffe (Stevia wäre am besten).

Grundrezept II: Cat's-Claw-Gesundheitstee

Brauchen Sie Cat's-Claw-Tee, um positiv auf ein schwereres Leiden einzuwirken, können Sie, neben dem ersten, auch dieses Rezept verwenden, denn mit dieser Variante des

Grundrezeptes bekommen Sie die optimale Wirkstoffausbeute aus der Wurzel:

Nehmen Sie dazu 1 Eßlöffel der Rinde und kochen Sie diese in etwa 1 Liter Wasser für mindestens 50 Minuten bei leicht sprudelndem Wasser. Von dieser Zubereitung nehmen Sie jedoch täglich nur maximal 3 kleine Tassen zu sich. Das reicht vollkommen, auch in schwierigen Fällen. Natürlich ist hier der Geschmack wesentlich intensiver, aber es schadet den Wirkstoffen nicht, wenn Sie etwas Milch und Honig nehmen, damit es besser mundet.

Cat's Claw à la Limon

Bereiten Sie den Tee nach Grundrezept Nr. 1 zu und mischen Sie ihn mit dem Saft von 1 bis 2 Zitronen. Nach Geschmack süßen. Ist am leckersten gut gekühlt.

Cat's-Claw-Bananenflip

Bereiten Sie Cat's Claw nach Grundrezept Nr. 1 zu und mischen Sie den Tee mit 2 pürierten Bananen und dem Saft von einer Orange. Wer´s mag, nimmt etwas Schlagsahne obendrauf, als Verzierung. Nach Geschmack süßen.

Cat's Claw à la menthe

Bereiten Sie den Tee nach Grundrezept Nr. 1 zu. Dann geben Sie etwa die Hälfte starken Pfefferminztee dazu. Mit Honig oder Stevia süßen und kalt servieren.

Cat's Claw mit Kokosmilch

Bereiten Sie Cat's-Claw-Tee nach Grundrezept Nr. 1 zu und mischen Sie ihn mit Kokosnußmilch und Kokosflocken sowie Mandeln oder Nußsplittern nach Belieben. Nach Geschmack süßen.

Cat's-Claw-Extrakt

Die Herstellung des hier beschriebenen alkoholischen Auszuges ist recht einfach. Der Extrakt ist sehr wirkungsvoll; er kann über lange Zeit aufbewahrt werden und ist sehr ergiebig in der Anwendung.

1 Eßlöffel Cat's-Claw-Rinde in 1/2 Liter abgekochtes Wasser und 1/2 Liter 50 %igen Alkohol geben. 4 bis bis 6 Stunden ziehen lassen. Dann durch ein Sieb abgießen und in einer verschlossenen Flasche aufbewahren.

Täglich zweimal 2 bis 4 Tropfen in etwas Wasser oder pur auf die Zunge nehmen. Bei akuten Gesundheitsstörungen bis zu viermal 2 bis 4 Tropfen anwenden.

Bei verschiedenen Indiostämmen in Peru wird dieser Extrakt als Mittel zur Jungerhaltung verwendet. Es wird von mehreren Fällen berichtet, bei denen sich graue Haare bei fortgesetzter Anwendung wieder zu färben begannen.

5. Kapitel

Erfahrungsberichte

Lungenkrebs

Carola F. aus Kassel schreibt, daß sie sich nach mehr als zwanzigjähriger Raucherkarriere nun mit den Folgen eines bösartigen Tumors in der Lunge auseinanderzusetzen hatte. Obwohl der Tumor sehr früh erkannt worden war und Carola sofort das Rauchen einstellte, brachte eine anschließende Chemotherapie nicht den erwünschten Erfolg. Daraufhin verfiel sie in Depressionen und Hoffnungslosigkeit. Sie kapselte sich immer mehr von der Außenwelt ab, während der Tumor weiter wuchs. Als sie eines Tages vom Einkaufen nach Hause kam, fand die 47 Jahre alte, alleinlebende Frau in ihrer Tagespost die Offerte eines Naturversandes in dem Sie das Präparat „Cat's Claw" entdeckte. Später erzählte sie, daß es der Name war, der ihr zu allererst ins Auge gestochen ist und sie veranlaßt hatte, den Text zu lesen. Es hieß dort, daß es in der südamerikanischen Volksmedizin gegen Tumore und zur Erhöhung der Leistung des Immunsystems verwendet werde. Sie entschloß sich, diesen Tee auszuprobieren, schaden konnte es bestimmt nicht. Bereits nach wenigen Anwendungen spürte sie Veränderungen. Zuerst hatte sie Angst, da sich ihr Stuhl dunkel verfärbte, doch als man ihr sagte, daß dies ein mögliches, jedoch harmloses Symptom für eine gesteigerte Giftausscheidung wäre und es nur vorübergehend wäre, war sie beruhigt und führte die Teekur kontinuierlich weiter. Nach knapp einem Monat verbesserte sich ihr Wohlbefinden merklich, die Depressionen wichen und der Tumor hörte auf, weiter zu wachsen. Sie unterzog sich einer erneuten Chemotherapie, wobei sie täglich einen Liter Cat's-Claw-Tee begleitend dazu trank, und diesesmal war ein eindeutiger Therapieerfolg zu verzeichnen. Carola befindet sich derzeit immer noch in Behandlung und vertritt offen die Meinung, daß sie wahrscheinlich ohne die Katzenklaue verloren gewesen wäre. Für sie steht fest, daß der wohlschmeckende Cat's-Claw-Tee ihr ständiger Lebensbegleiter sein wird, um ihre Gesundheit dauerhaft zu stabilisieren.

Kurzatmigkeit und chronische Nasennebenhöhlenentzündung

Alexander H. aus Stuttgart ist 32 Jahre alt und Freizeitleistungssportler. Trotz seiner überaus sportlichen Einstellung ist er Gelegenheitsraucher, was er auch bei langen Laufausflügen zu spüren bekommt. Da er eh schon aufgrund einer chronischen Nasennebenhöhlenentzündung beim Laufen manchmal schwer Luft bekommt, fördert jede Zigarette seine Kurzatmigkeit. Als er eines Tages mit der Freundin beim Joggen ist und eine Pause einlegen muß, weil er wieder einmal nach Luft ringt, empfiehlt ihm seine Partnerin, den Cat's-Claw-Tee. In einer Zeitschrift habe sie von den Mailänder Studien bezüglich der Lungenkrebsprophylaxe und auch über die famose Wirkung auf die Atemwege gelesen. Es dauerte etwa eine Woche ehe Alexander sich den Tee in der Apotheke kauft. Gerade zwei Tage, nachdem er mit dem Teetrinken begonnen hatte, bemerkt er beim Dauerlauf eine deutliche Besserung beim Atmen. Auch stellt er fest, daß er vermehrten Auswurf hat. Für Alexander ist klar, daß er in Cat's Claw einen wohlschmeckenden Helfer gefunden hat, der ihn bei seinen sportlichen Aktivitäten begleitend unterstüzt. Auch seine Freundin trinkt begeistert den Tee.

Entgiftungskur mit Cat's Claw

Vor etwa einem Jahr, es war der Januar 1998, habe ich, Hendrik Hannes, zum ersten Mal Cat's-Claw-Tee zubereitet. Ich wollte sehen, ob all diese Geschichten wirklich zutreffen. Natürlich hatte ich mich zuvor in das Thema eingelesen und kam deswegen zu dem Schluß, daß ich als passionierter Raucher und ambitionierter Computeranwender der klassische Probant bin, der sich in der Gruppe der Lungenkrebsaspiranten wiederfindet. Die negativen Auswirkungen der Nikotinsucht und des Elektrosmogs konnte ich ja merken, also würde ich demzufolge auch schnell positive Reaktionen wahrnehmen. Am ersten Tag des Teetrinkens konnte ich lediglich feststellen, daß ich leicht benebelt war. Später ließ ich mir erklären, daß dies mit der Entgiftungsfunktion zu tun hatte, welche durch den Tee immens gesteigert wurde und die gewohnten, körpereigenen Ausscheidungsvorgänge weit überstieg. Die Symptome der Entgiftungsreaktion können dabei auch dunkle Verfärbung des Stuhls, leichter Schwindel oder Ermüdung sein. Diese Erscheinungen sind nicht bedenklich und verschwinden nach ein bis drei Tagen vollends. Sollten sie, was nur sehr selten passieren kann, länger als eine Woche anhalten, wäre der Weg zum Arzt die richtige Entscheidung. Eine mögliche Ursache für diesen Sachverhalt wäre eine vorausgegangene, schwerere Vergiftung. Bei mir verschwand das Schwindelgefühl bereits am nächsten

Tag volkommen. Im Verlauf der ersten Woche dann konnte ich spürbare Verbesserungen beim Atmen und einen gesteigerten Auswurf bemerken. Zudem hatte ich das Gefühl, im Kopf klarer, aufgeweckter und insgesamt ruhiger zu sein. Es dauerte auch nicht lange, bis ich mich an dieses neue Lebensgefühl gewöhnt hatte. Jetzt war es interessant für mich zu ergründen, ob es merkliche, negative Veränderungen gab und vor allem, wann diese auftauchen, wenn ich mit dem Teetrinken von heute auf morgen aufhöre. Ich kam zu dem eindeutigen Schluß, daß etwa zehn Tage nach dem Absetzen mein gesundheitlicher Zustand wieder langsam zum ursprünglich negativen Befinden zurückzukehren begann.

6. Kapitel

Fragen und Antworten

Dürfen Schwangere und Stillende Cat's Claw anwenden?

Schwangere und Frauen, die ein Kind bekommen wollen, sollten vorsichtshalber auf den Genuß von Cat's Claw verzichten, da er im Ursprungsland unter anderem als empfängnisverhütendes Mittel eingesetzt wird. Zwar wird diese Wirkung nur der frischen Droge zugesprochen, aber sicher ist sicher.

Stillende sollten ebenfalls Katzenklauentee oder Präparate mit Extrakten dieser Pflanze nicht anwenden. Uns sind zwar keine diesbezüglichen Probleme bekannt, und im Ursprungsland Peru verwenden zum Beispiel die Frauen der Ashaninkas Cat's Claw als Medizin, um sich von einer Geburt schnell und komplikationslos zu erholen, aber es liegen uns auch keine Erfahrungsberichte oder wissenschaftliche Studien zu diesem Thema vor. Kinder unter drei Jahren sollten vorsichtshalber aus den gleichen Gründen Cat's Claw nicht anwenden.

Bei mir scheint Cat's Claw nicht zu wirken. Woran kann das liegen?

Nun, vorausgesetzt Sie haben tatsächlich den richtigen Tee erwischt, ihn auf die in diesem Buch erklärte Weise zubereitet und täglich mindestens einen Liter davon getrunken, bleibt unseres Wissens nur eine Möglichkeit: Österreichische Forscher haben vor einigen Jahren herausgefunden, daß die hochwirksamen Alkaloide von Cat's Claw vom menschlichen Körper nur verwertet werden und damit zum Einsatz kommen können, wenn in etwa normale Magensäurewerte und normale Mengen an Pepsin im Magen vorhanden sind. Ist diese Voraussetzung bei Ihnen nicht gegeben – ihr Arzt kann das herausfinden – muß erst dieser Faktor geklärt werden, bevor Ihnen Cat's Claw in größerem Umfang helfen kann. Außerdem können Sie aber, um auf „Nummer Sicher" zu gehen, das zweite Grundrezept ausprobieren und den Tee ruhig etwa 50 anstatt 15 Minuten kochen lassen. So ist die im Wasser gelöste Wirkstoffmenge auf jeden Fall optimal und Sie haben mehr von dem Tee. Probieren Sie auch mal, ob Ihr Organismus vielleicht auf Cat's-Claw-Kapseln oder den Extrakt aus der Liane besser reagiert.

Müssen sich Allergiker in Bezug auf Cat's Claw zurückhalten?

Nach allen uns vorliegenden Informationen dürfen nur Menschen, die auf Holz allergisch reagieren, Cat's-Claw-Tee nicht trinken, da dieser ja aus der inneren Rinde der Pflanze hergestellt wird.

Cat's-Claw-Tee schmeckt mir zu streng, dabei soll er doch ein gutes Aroma haben. Woran liegt das?

Richtig dosiert schmeckt Cat's-Claw-Tee sehr gut und ist mild im Aroma. Wird allerdings zuviel Droge für den Aufguß verwendet, schmeckt er streng und bitter, wie zum Beispiel auch zu starker Schwarztee. Einfach im Kapitel über die Cat's-Claw-Zubereitung nachlesen, und das Grundrezept ausprobieren. Schmeckt der Tee immer noch zu stark, kann die Menge für den Aufguß bedenkenlos dem persönlichen Gusto angepaßt werden.

Cat's Claw bittert allerdings auch nach, wenn er einige Stunden steht. Also am besten frisch gekocht genießen.

Hat Cat's Claw schädliche Nebenwirkungen?

Soweit uns bekannt ist, gibt es im allgemeinen keine schädlichen Nebenwirkungen von Cat's Claw. Allerdings sollten Menschen, die unter Holzallergien leiden, Cat's Claw nicht anwenden, da der Tee ja aus der inneren Rinde der Pflanze hergestellt wird. Es gibt manchmal unproblematische Nebenwirkungen beim Genuß von Cat's Claw in Form von Durchfall oder Konsistenzveränderungen des Stuhls. Dies ist, soweit wir wissen, zum größten Teil auf die harmonisierenden und entgiftenden Wirkungen von Cat's Claw auf den Verdauungstrakt zurückzuführen. Im Prinzip stellt so etwas eine Heilreaktion dar. Der Stuhl normalisiert sich unserer Erfahrung nach recht bald nach dem Absetzen des Tees oder im Zuge der Normalisierung der Darmflora, die Cat's Claw ja bekanntlich begünstigt.

Was passiert, wenn Cat's Claw bei der Anwendung überdosiert wird?

Außer Durchfall und Übelkeit, die praktisch bei jedem überdosierten Verzehr von Nahrungs- und Genußmitteln auftreten können, sind uns keine schädlichen Auswirkungen beim Konsum großer Mengen Cat's Claw bekannt. Cat's Claw ist nach allen uns vorliegenden Informationen als nicht giftig einzustufen. Der Durchfall verschwindet schnell wieder, wenn Cat's Claw ein paar Tage abgesetzt, und viel Wasser (kohlensäurefrei) getrunken wird.

Sind problematische Wechselwirkungen von Cat's Claw mit Medikamenten oder anderen Pflanzen bekannt?

Disharmonische Wechselwirkungen mit Arzneien oder Pflanzenextrakten sind uns nicht bekannt. Im Gegenteil, Cat's Claw wird in Südamerika mit großem Erfolg mit anderen Heilpflanzen wie etwa Sangre de Drago *(Croton lechleri L.)*, Chuchuhuasi *(Maytenus macrocarpa)* oder Suma *(Pfaffia paniculata)* in Kombination eingesetzt.

Wer sollte Cat's Claw nicht anwenden?

Wegen der empfängnisverhütenden Wirkung sollten Frauen, die schwanger werden wollen oder bereits ein Kind erwarten, Cat's Claw nicht anwenden. Zwar wird die empfängnisverhütende Wirkung des Tees in Südamerika nur der ganz frischen Rinde zugeschrieben, aber wir sind der Ansicht, hier sollte auf „Nummer Sicher" gegangen werden. Während der Stillzeit ist es ebenfalls besser, auf den Genuß von Katzenklaueprodukten zu verzichten. Uns sind zwar keine Probleme damit bekannt, aber es gibt auch noch keine genauen Untersuchungen, beziehungsweise Erfahrungsberichte darüber.

Cat's Claw sollte nicht ohne ausdrückliche Erlaubnis des

behandelnden Arztes von Menschen eingesetzt werden, die, zum Beispiel wegen einer Organtransplantation, Arzneien bekommen, die Immunreaktionen unterdrücken, da der Tee ja die körpereigene Abwehr kräftig stimuliert und es somit zu Abstoßungsreaktionen kommen kann.

Wer auf Holz allergisch reagiert, darf Cat's Claw ebenfalls nicht anwenden.

Wird der Regenwald durch die Nutzung von Cat's Claw gefährdet?

Durch die bisher recht besonnenen Maßnahmen der peruanischen Regierung ist eine Gefährdung des Bestandes der Cat's-Claw-Pflanze nicht zu befürchten. Die Liane läßt sich auch durchaus kultiviert anbauen. Wenn die innere Rinde verwendet wird, wird die Pflanze nicht essentiell geschädigt. Wird die Wurzel ganz entfernt, stirbt die Pflanze. Allerdings gibt es auch hier relativ schonende Erntemethoden. So wächst die Liane durchaus weiter, wenn nur ein Teil der Hauptwurzel oder einige Nebenwurzeln entfernt werden.

Durch fachgerechten Anbau und staatliche Exportkontrollen hat man das Problem des „Erntevandalismus" unseres Wissens nach bisher recht gut im Griff. Der Regenwald selbst wird durch die Nutzung von Teilen der Cat's-Claw-Pflanze nicht gefährdet, da er nicht abgeholzt zu werden braucht, um Rinde oder Wurzeln zu ernten.

Warum stirbt regelmäßig der Kombucha-Pilz, wenn ich ihn in Cat's-Claw-Tee ansetze?

Cat's Claw ist ein wirksames Mittel gegen Pilze aller Art. Sowohl im menschlichen Organismus als auch bei Pflanzen. Wenn Cat's Claw in irgendeiner Form angewendet wird, sollte gleichzeitig keine Kur mit Pilzen, gleich welcher Art, gemacht werden. Also beispielsweise kein Kombucha. Wird in Cat's-Claw-Tee ein Kombucha-Pilz angesetzt, muß er sterben, weil die Wirkstoffe der Pflanze ja Pilze abtöten.

Bibliographie

Bücher

„Cat´s Claw - The miracle Herb from the Rainforest of Peru",
  Rita Elkins, Woodland Publishing Inc.

„Cat´s Claw - Healing Vine of Peru", K. Jones, Sylvan Press.

„Earl Mindel's Supplement Bible", E. Mindell, Simon & Shuster.

„Guarana", Walter Lübeck, Windpferd Verlag.

„Heilen mit Lapacho-Tee", ders.

„Das Lapacho-Tee Handbuch", ders.

„Grüner Tee - Heilkraft und Genuß", ders.

„Pu Erh", ders.

„L-Carnitin", ders.

„Lexikon Nahrungsergänzungsmittel im Trend", Hendrik
  Hannes, Windpferd Verlag

„Der Weg zum glücklichen Leben", Ingrid Horstmann und
  Walter Lübeck, Verlag Kleine Schritte.

„Handbuch für Lebensberater", Walter Lübeck, Windpferd.

„Handbuch des Spirituellen NLP", ders.

„Das Tao des Geldes", ders.

Wissenschaftliche Artikel

Steinberg, Phillip N., C.N.C., „*Uncaria tomentosa* (Cat's Claw) a
  Wondrous Herb from the Peruvian Rain Forest", *Townsend
  Letter for Doctors*, May, 1994

Steinberg, Phillip N., C.N.C., „*Uncaria tomentosa* (Cat's Claw):
  Wonder Herb from the Amazon", *Herb Quarterly*, Winter, 1995.

Steinberg, Phillip N., C.N.C., „Update (*Uncaria tomentosa*): That Wondrous Herb from the Peruvian Rain Forest," *Townsend Letter for Doctors*, August/September, 1995.

Whitaker, Julian, M.D., „Take Una de Gato for All-Around Immunity", *Health & Healing*," May, 1995.

Sanchez, Don, D.C., „Cat's Claw", *New Editions Health World*, Dec., 1995, p.40-45.

Babal, Ken, C.N., „Healing Herb From the Amazon", *Health Store News*, Dec. 1995 / Jan. 1996., 1996, p.6.

Blumenthal, Mark, „Una de Gato (Cat's Claw): Rain Forest Herb Gets Scientific and Industry Attention", *Whole Foods Magazine*, October, 1995.

Schwontkowski, Donna D.C., „Herbal Treasures from the Amazon, Part 1", *Healthy and Natural Journal*, Oct., 1994 p.64-65.

De Vos, M., „Articular Diseases and the Gut: Evidence for a Strong Relationship between Spondylarthropy and Inflammation of the Gut in Man", *Acta Clinica Belgica*, 1990; 45 (1): 20-24.

Hazenberg, M. P., „Intestinal Flora and Arthritis: Why the Joint?", *Scandinavian Journal of Rheumatology*, 1995; 24 (Supplement 101): 207-211.

„New Quinovic Glycosides from *Uncaria tomentosa*", *Journal of Natural Products*, Vol. 51, No. 2: p. 257-61, March/April, 1988.

„Nature's biggest Sellers", *Newsweek*, November 6, 1995, page 68

„Cat's Claw- A wonder Herb from the Peruvian Rain Forest", *Newlife*, February, 1995, *Cat's-ClawNews*, May/June, 1995, *Journal of Natural Products*, 54: page 453, 1991

Arthritis News, 1: Summer, 1989

Scheck, Jack, „Cat's Claw: Treasure of the Amazon", *Explore More!*, 17: pages 25-26, July/August 1996

Klinische Referenzen

Santa Maria A. et al. „Evaluation of the toxicity of Uncaria tomentosa by bioassays in vitro". J. Ethnopharmacol. 1997 Aug; 57(3):183-7.

Aquino, R. et al., „Plant Metabolites. Structure and In Vitro Antiviral Activity of Quinovic Acid Glycosides from Uncaria tomentosa and Guettarda platypoda", Journal of Natural Products 4 52 (1989): 679-685.

Aquino, R. et al., „Plant Metabolites. New Compounds and Anti-Inflammatory Activity of Uncaria tomentosa", Journal of Natural Products, 54 (1991): 453-459.

Aquino R. et.al., „New Polyhydroxylated Triterpenes from Uncaria tomentosa", Journal of Natural Products, (1990), pp 559-564.

Cerri, R. et al., „New Quinovic Acid Glycosides from Uncaria tomentosa", Journal of Natural Products, 51 (1988): 257-261.

Yepez, A. M. et al., „Quinovic Acid Glycosides from Uncaria guianensis", Phytochemistry 30 (1991): 1635-1637.

Montenegro De Matta, S. et al., „Alkaloids and Procyanidins of an Uncaria sp. from Peru", Il Farmaco Ed. Sc. 31 (1976): 527-535.

Ocampo T., Palmiro, ed., „Uncaria tomentosa, Aspectos Etnomedicos, Medicos, Farmacologicos, Botanicos, Agronomics, Comerciales, Legales, Antropologicos, Sociales y Politicos", (Lima, Peru: Instituto de Desarrollo Rural Peruano (IDDERP), 1994), 74 pp.

Senatore, A. et al., "Ricerche Fitochimiche e Biologiche Sull Uncaria tomentosa„, Bollettino Societa di Biologia Sperimentale 65 (1989): 517-520.

Egg, Augustin Schuler, „Investigacion y Trabajos de Campo Sobre lo Cat's Claw en Pozuzo", Dedpertar Pozucino no. 5, July 1995: 53-54.

Fazzi, Marco A. Costa, „Evaluation de la Uncaria tomentosa (Cat's Claw) en lan Prevencion de Ulceras Gastricas de Stress Producidas Experimentalmente en Rats" Dissertation of the Faculty of Medicine, University Peruana Cayetano Heredia, Lima, Peru, 1989.

Yasukawa, K. et al., „Effect of Chemical Constituents from Plants on 12-0-Tetradecanoylphorbol-13-acetate-Induced Inflammation in

Mice", Chemical and Pharmaceutical Bulletin 37 (1989): 1071-1073. (Studies on the anti-inflammatory activity of ursolic and oleanolic acids found in the root bark).

Recio, M. C. et al., „Structural Requirements for the Anti-Inflammatory Activity of Natural Triterpenoids", Planta Medica 61, no. 2 (1995): 182-185. (Studies on the anti-inflammatory activity of ursolic and oleanolic acids found in the root bark).

Stuppner, H. et al., „A Differential Sensitivity of Oxindole Alkaloids to Normal and Leukemic Cell Lines", Planta Medica 59, suppl. (1993): A583.

Peluso, G. et al., „Effetto Antiproliferativo su Cellule Tumorali di Estrattie Metaboliti da Uncaria tomentosa. Studi in vitro Sulla Loro Azione DNA Polimerasi", 11

Congreso Italo-Peruano de Etnomedicina Andina, Lima, Peru, October 27-30, 1993: 21-22.

Rizzi, R. et al., „Mutagenic and Antimutagenic Activities of Uncaria tomentosa and its Extracts", 1st Colloque European D'Ethnopharmacologie, Metz, France, March 22-24, 1990.

Rizzi, R. et al., „Bacterial Cytotoxicity, Mutagenicity and Antimutagenicity of Uncaria tomentosa and its Extracts. Antimutagenic Activity of Uncaria tomentosa Bulb in Humans", lst Colloque European D'Ethnopharmacologie, Metz, France, March 22-24, 1990.

Rizzi, R. et al., „Mutagenic and Antimutagenic Activities of Uncaria tomentosa and its Extracts", Journal of Ethnopharmacology 38 (1993): 63-77.

Arroyo, J. et al., „Avances en la Evaluacion Farmacologica de los Extractos de Uncaria guianensis", in 11, Congreso Italo-Peruano de Etnomedicina Andina, Lima, Peru, October 27-30, 1993 (Lima, Peru: Sociedad Italo-Andina de Etnomedicina): 24-25.

Kreutzkamp, B., „Niedermolekulare Inhaltstoffe mit immunstimulierenden Eigenschaften aus Uncaria tomentosa, Okoubaka aubrevillei und anderen Drogen", (Dissertation der Fakultät für Chemie und Pharmazie an der Ludwig Maximilians Universität, München, Mai 1984).

Stuppner, H. et al., „HPLC Analysis of the Main Oxindole Alkaloids from Uncaria tomentosa", Chromatographia 34, no. 11/12 (1992): 597-600.

Wagner, H. et al.,„Die Alkaloide von Uncaria tomentosa und ihre phagozytose-steigernde Wirkung", Planta Medica 51 (1985): 419-423.

Keplinger, H., „Oxindole Alkaloids Having Properties Stimulating the Immunologic System and Preparation Containing Same", United States Patent 5,302,61 1, April 12, 1994.

Laus, G. and D. Keplinger, „Separation of Sterioisomeric Oxindole Alkaloids from Uncaria tomentosa by High Performance Liquid Chromatography", Journal of Chromatography A 662 (1994): 243-249.

Lavault, M. et al., „Alcaloides de L'Uncaria guianensis", Planta Medica 47 (1983): 244-245.

Cicerea, N. C., „Contribucion al Quimico de una especie de Uncaria II", Revista de Quimica 9 (1995): 66.

Hemingway, S. R. and J. D. Phillipson, „Alkaloids from S. American Species of Uncaria (Rubiaceae)", Journal of Pharmacy and Pharmacology 26, suppl. (1974): Page 113

Ozaki, Y. and M. Harada, „Site of the Ganglion Blocking Action of Gardneramine and Hirsutine in the Dog Urinary Bladder in Situ Preparation", Japanese Journal of Pharmacology 33 (1983): 463-471.

Ozaki, Y. et al., „Pharmacological Studies on Uncaria and Amsonia Alkaloids", Japanese Journal of Pharmacology (suppl.) 30 (1980): 137P.

Ozaki, Y., „Pharmacological Studies of Indole Alkaloids Obtained from Domestic Plants, Uncaria rynchophylla Miq. and Amsonia elliptica Roem et Schult", Nippon Yakurigaku Zasshi no.1 (1994): 17-26.

Yano, S. et al., „Ca2, Channel Blocking Effects of Hirsutine, an Indole Alkaloid from Uncaria Genus, in the Isolated Rat Aorta" Planta Medica 57 (1991): 403-405.

Chen, C, et al., „Inhibitory effect of rhynchophylline on platelet aggregation and thrombosis", Acta Pharmacologica, (March 1992).

Balandrin, M. F. et al., „Natural Plant Chemicals: Sources of Industrial and Medicinal Materials", Science 228 (June, 1985): 1154-1160.

De Ugaz, 0. L., „Revision del Genero Uncaria. Uncaria tomentosa y Uncaria guianensis: Las 'Una de Gato'", Revista de Quimica 9. no 1(1995): 49-61.

Gotuzzo, E. et al., „En Marcha Seria Investigacion: Una de Gato y Pacientes con el VIH", De Ciencia y Tecnologia no. 34 (October, 1993).

Inchaustegui Gonzales, Roberto, „Estudio Preliminar Sobre CAS y SIDA Utilizando Plantas Medicinales", Anos 1989-1994, Hospital IPSS, Iquitos, Peru (Iquitos, Peru: Hospital del Instituto Peruano de Seguridad Social Iquitos Comite ETS-SIDA, February 1993), 24 pp.

Keplinger, U.M, „Einfluß von Krallendornextract auf Retrovirale Infektionen", Züricher AIDS Kongreß, Zürich, Schweiz, October 16 and 17, 1992, program and abstracts.

Keplinger, U. M., „Therapy of HIV-Infected Individuals in the Pathological Categories CDC Al and CDC B2 with a Preparation Containing IMM-207", IV. Österreichischer AIDS-Kongreß, Vienna, Austria, September 17 and 18, 1993, abstracts: 45.

Urbina, Humberto Ruiz, „Experiencias con el Empleor de la Plantas 'Uncaria tomentos' o 'Una de Gato'en Clinica Veterinaria de Perros y Gatos", Lima, Peru, May, 1994, 11 pp.

Urbina, Humberto Ruiz, „Usos Medicinales de la Planta Peruana 'Una de Gato'", report presented at the "Una de Gato" First International Congress, Geneva, May 30-31, 1994, 9 pp.

„Una de Gato sera Mundialmente Reconocida como Medicina en Ginebra: Campas y Ashaninkas beben Infusion de Liana Para Curar Determinados Males", Diario La Republica, April 12, 1994: 12.

Krallendorn®, Uncaria tomentosa (Willd.) DC Root Extract.-Information for Physicians, and Dispensing Chemists, 3rd revised edition (Volders, Austria: Immodal Pharmaka GmbH, September 1995), 20 pp.

Raymond-Hamet, M., „Sur l'Alcaloide Principal d'une Rubiacee des Regions Tropicales de l'Amerique de Sud: l'Ourouparia guianensis Aubelt", Comptes Rendus Hebdomadaires des Seances de l'Academie des Sciences 235 (1952): 547-550.

De Feo, V., „Medicinal and Magical Plants in the Northern Peruvian Andes", Fitoterapia 63 (1992): 417-440.

Clinical abstracts

Evaluation of the toxicity of Uncaria tomentosa by bioassays in vitro.

Santa Maria A, Lopez A, Diaz MM, Alban J, Galan de Mera A, Vicente Orellana JA, Pozuelo JM, Departamento de Toxicologia, Instituto de Salud Carlos III, Majadahonda, Madrid, Spain. J Ethnopharmacol 1997 Aug;57(3):183-7.

Aqueous extracts of Uncaria tomentosa (Willdenow ex Roemer and Schultes) DC. (Rubiaceae) ('Und de Gato'), were analyzed for the presence of toxic compounds in Chinese hamster ovary cells (CHO) and bacterial cells (Photobacterium phosphoreum). Toxicity was evaluated by four systems: Neutral red assay (NR), total protein content (KB), tetrazolium assay (MTT) and Microtox test. The extracts of U. tomentosa did not show toxicity in vitro at the concentrations tested. Testing in vitro could be a valuable tool for evaluating toxicity of medicinal plants.

Gou-teng (from Uncaria rhynchophylla Miquel) – induced endothelium - dependent and independent relaxations in the isolated rat aorta.

Kuramochi T, Chu J, Suga T, Departm. of Pharmacology, Faculty of Medicine, Saitama Medical School, Japan. Life Sci 54: 2061-2069 (1994).

Gou-teng is a drug used for treatment of hypertension in Chinese medicine. Its antihypertensive action has been previously confirmed in the spontaneously hypertensive rat (SHR). Here, its vasorelaxing effect and the mechanisms of actions were studied in vitro. Gou-teng extract (GTE) relaxed the norepinephrine (NE)-precontracted aortic ring preparations isolated from Wistar Kyoto rats (WKY) with and without intact endothelium; the latter was significantly less sensitive than the former. The GTE-induced endothelium-dependent relaxation was significantly inhibited by NG-monomethyl-L-arginine (NMMA) in a dose-dependent manner while indomethacin did not affect the relaxation. Atropine inhibited the acetylcholine (ACh)-induced endothelium-dependent relaxation but did not the GTE-induced one. Furthermore, once GTE was applied, the following NE-induced contraction was significantly reduced even after repeated washout. NMMA effectively reduced and rather reversed this residual effect of GTE. From these results, it is concluded that GTE relaxes the NE-precontracted rat aorta through endothelium-dependent and, to lesser extent, -independent mechanisms. The endothelium-dependent component would be mediated by EDRF/NO pathway in which the muscarinic cholinoceptors were not involved. Thus, GTE appears to be a potent and long-lasting vasodilator mainly through EDRF/NO release.

Non-competitive antagonism by hirsuteine of nicotinic receptor-mediated dopamine release from rat pheochromocytoma cells.

Watano T, Nakazawa K, Obama T, Mori M, Inoue K, Fujimori K, Takanaka A

Division of Pharmacology, National Institute of Hygienic Sciences, Tokyo, Japan.

Jpn J Pharmacol 61: 351-356 (1993)

Effects of hirsuteine, an indole alkaloid extracted from Uncaria genus, on nicotine- and high K-induced responses were investigated in rat pheochromocytoma PC12 cells. Hirsuteine (300 nM-10 microM) inhibited dopamine release evoked by 100 microM nicotine in a concentration-dependent manner. Hirsuteine did not produce a parallel shift of the concentration-response relationship curve for nicotine, but reduced maximal dopamine release. Dopamine release evoked by 60 and 155 mM KCl was also inhibited by hirsuteine, but the concentration necessary for significant inhibition was higher (more than 10 microM). Under whole cell voltage-clamp, hirsuteine reversibly inhibited inward currents activated by 100 microM nicotine. The current inhibition was slightly accelerated by hyperpolarization. The results suggest that hirsuteine non-competitively antagonizes nicotine-evoked dopamine release by blocking ion permeation through nicotinic receptor channel complexes. The blockade of Ca channels, which are activated during nicotine-evoked depolarization, may not play a major role in the antagonism.

Mutagenic and antimutagenic activities of Uncaria tomentosa and its extracts.

Rizzi R, Re F, Bianchi A, De Feo V, de Simone F, Bianchi L, Stivala LA

Departmento di Farmacologia, Chemioterapia e Tossicologia Medica, Universita degli Studi di Milano, Italy.

J Ethnopharmacol 38: 63-77 (1993)

Mutagenic and antimutagenic activities of extracts and chromatographic fractions of Uncaria tomentosa bark are reported. The plant extracts and fractions show no mutagenic effect in different strains of Salmonella typhimurium with and without metabolic activation. However, the plant extracts and fractions show a protective antimutagenic effect in vitro against photomutagenesis induced by 8-methoxy-psoralen (8-MOP) plus UVA in S. typhimurium TA 102. A decoction of U. tomentosa ingested daily for 15 days by a smoker decreased the mutagenicity induced in S. typhimurium TA98 and TA100 by the subject's urine.

Effects of hirsutine, an antihypertensive indole alkaloid from Uncaria rhynchophylla, on intracellular calcium in rat thoracic aorta.

Horie S, Yano S, Aimi N, Sakai S, Watanabe K

Life Sci 50: 491-498 (1992)

Department of Drug Evaluation and Toxicological Sciences, Chiba University, Japan.

The effects of hirsutine, an indole alkaloid from Uncaria rhynchophylla (MIQ.) Jackson, on cytosolic Ca^{2+} level ([Ca^{2+}]cyt) were studied by using fura-2-Ca^{2+} fluorescence in smooth muscle of the isolated rat aorta. Noradrenaline and high K^+ solution produced a sustained increase in [Ca^{2+}]cyt. Application of hirsutine after the increases in [Ca^{2+}]cyt induced by noradrenaline and high K^+ notably decreased [Ca^{2+}]cyt, suggesting that hirsutine inhibits Ca^{2+} influx mainly through a voltage-dependent Ca^{2+} channel. Furthermore, the effect of hirsutine on intracellular Ca^{2+} store was studied by using contractile responses to caffeine under the $Ca(2+)$-free nutrient condition in the rat aorta. When hirsutine was added at 30 microM before caffeine treatment, the agent slightly but significantly reduced the caffeine-induced contraction. When added during Ca2+ loading, hirsutine definitely augmented the contractile response to caffeine. These results suggest that hirsutine inhibits Ca2+ release from the Ca2+ store and increases Ca2+ uptake into the Ca2+ store, leading to a reduction of intracellular Ca2+ level. It is concluded that hirsutine reduces intracellular Ca2+ level through its effect on the Ca2+ store as well as through its effect on the voltage-dependent Ca2+channel.

Ca2+ channel blocking effects of hirsutine, an indole alkaloid from Uncaria genus, in the isolated rat aorta.

Yano S, Horiuchi H, Horie S, Aimi N, Sakai S, Watanabe K

Department of Drug Evaluation and Toxicological Sciences, Faculty of Pharmaceutical Sciences, Chiba University, Japan.

Planta Med 57: 403-405 (1991)

Ca2+ channel blocking activity of hirsutine and its pharmacological features were studied. Hirsutine (10(-6) to 3 x 10(-5) M) produced a dose-dependent relaxation of the isolated rat aorta contracted by norepinephrine and high K+ concentration. This effect was exhibited in the aorta strips with or without the endothelium, suggesting an involvement of vasodilative mechanisms not dependent on the endothelium. Hirsutine also inhibited the contractions induced by serotonin and Ca2+ channel activator YC-170, but not by Ca2+ ionophore A23187. The pA2 value of hirsutine was 6.6 +/- 0.1 (mean +/- S.E.; n = 4) in antagonizing cumulative dose-response curve for Ca2+ in the depolarized aorta strips. It is concluded that hirsutine apparently exhibits Ca2+ channel blocking activity mainly through inhibition of the voltage-dependent Ca2+ influx.

Plant metabolites. New compounds and anti-inflammatory activity of Uncaria tomentosa.

Aquino R, De Feo V, De Simone F, Pizza C, Cirino G

J Nat Prod 54: 453-459 (1991)

Dipartimento di Chimica delle Sostanze Naturali, Universita degli Studi di Napoli Federico II, Italy.

Bioassay-directed fractionation of the anti-inflammatory extracts of Uncaria tomentosa, using the carrageenan-induced edema in rat paw, has led to the isolation of a new quinovic acid glycoside 7 as one of the active principles. Furthermore, a new triterpene 8 was isolated as its methyl ester. The structures were elucidated by spectral and chemical studies.

Quinovic acid glycosides from Uncaria guianensis.

Yepez AM, de Ugaz OL, Alvarez CM, De Feo V, Aquino R, De Simone F, Pizza C

Departamento de Quimica, Pontificia Universitad Catolica del Peru, Lima.

Phytochemistry 30: 1635-1637 (1991)

From the bark of Uncaria guianensis, two new quinovic acid glycosides, quinovic acid 3 beta-O-beta-D-quinovopyranoside and quinovic acid 3 beta-O-beta-D-fucopyranosyl-(27——1)-beta-D-glucopyranosylester, have been isolated, in addition to known quinovic acid 3 beta-O-[beta-D-glucopyranosyl-(1——3)-beta-D-fucopyranosyl]-(27——1)- beta-D-glucopyranosylester and quinovic acid 3 beta-O-beta-D-fucopyranoside. Their structures were elucidated by spectral and chemical studies.

New polyhydroxylated triterpenes from Uncaria tomentosa.

Aquino R, De Simone F, Vincieri FF, Pizza C, Gacs-Baitz E

Dipartimento di Chimica delle Sostanze Naturali, Universita degli Studi di Napoli, Italy.

J Nat Prod 53: 559-564 (1990)

Three novel polyhydroxylated triterpenes have been isolated from Uncaria tomentosa. Their structures were established as 1, 2, and 3 by detailed spectral studies including 1H-13C correlations via long range couplings using the INAPT pulse sequence, nOeds, and 2D 1H-13C direct chemical shift correlation (HETCOR) nmr techniques.

Pharmacological studies of indole alkaloids obtained from domestic plants, Uncaria rhynchophylla Miq. and Amsonia elliptica Roem. et Schult

Ozaki, Y., Division of Pharmacognosy and Phytochemistry, National Institute of Hygienic Sciences, Tokyo,

Nippon Yakurigaku Zasshi 94: 17-26 (1989)

Pharmacological studies on hirsutine (HS), hirsuteine (HST), rhynchophylline (RP), isorhynchophylline (IRP) and dihydrocorynantheine (DCT) which were isolated from the domestic plant Uncaria rhynchophylla Miq. and beta-yohimbine (beta-Y) which was isolated from the domestic plant Amsonia elliptica Roem. et Schult. were carried out. These alkaloids showed a mild central depressive effect in mice, a week non-competitive anti-spasmodic action in the mouse intestine, and a hypotensive effect in rats. Since beta-Y showed alpha-adrenoceptor blocking action, the hypotensive effect of beta-Y may be partly due to the vasodilative effect induced by its alpha-adrenoceptor blocking action. HS and beta-Y showed a preventive effect on the development of gastric erosions in mice. HS had antiarrhythmic effects on both aconitine-induced arrhythmias in mice and ouabain-induced arrhythmias in guinea pigs. The potency of the antiarrhythmic effects induced by HS was approximately the same as that of ajmaline, an indole alkaloid. Since HS did not show beta-adrenoceptor blocking action, the antiarrhythmic effects of HS would not be due to its beta-adrenoceptor blocking effect.

Plant metabolites. Structure and in vitro antiviral activity of quinovic acid glycosides from Uncaria tomentosa and Guettarda platypoda.

Aquino R, De Simone F, Pizza C, Conti C, Stein ML

Dipartimento di Chimica d. Sostanze Naturali, Universita di Napoli, Italy.

J Nat Prod 52: 679-685 (1989)

A reinvestigation of the bark of Uncaria tomentosa afforded, in addition to the major quinovic acid glycosides 1-3, three further glycosides 4-6. The structures were elucidated by spectral and chemical studies. Furthermore, a series of antiviral tests were performed on all these glycosides and on the related glycosides 7-9, previously isolated from Guettarda platypoda.

Phytochemical and biological study of Uncaria tomentosa

Senatore A, Cataldo A, Iaccarino FP, Elberti MG

Boll Soc Ital Biol Sper 65: 517-520 (1989)

The investigation on steroidic fraction of Uncaria tomentosa, commonly called Una de Gato, showed the presence of beta-sitosterol (60%), stigmasterol, and campesterol. The percentage of sterols have been carried out by GLC. The spectroscopic data 1H-NMR and MS of the three compounds are also reported, with the beta-sitosterol as the main sterol. Preliminary pharmacological investigations prove a moderate antiinflammatory activity.

Alkaloids and procyanidins of an Uncaria sp. from Peru.

de Matta SM, Monache FD, Ferrari F, Marini-Bettolo GB

Farmaco [Sci] 31: 527-535 (1976)

The alkaloid and procyanidin composition of Uncaria sp. from eastern Peru, used in folk medicine was studied. Five alkaloids have been separated and identified as pteropodine, speciophylline, isopteropodine, uncarine F and isomytraphylline, all belonging to the oxindole group characteristic of the Rubiaceae. Moreover (—) epicatechin and four dimeric procyanidins A1, B1, B2 and B4 have been shown to constitute the polyphenolic fraction of the plant extract.

Chromatographic and spectroscopic methods for the identification of alkaloids from herbarium samples of the genus Uncaria.

Phillipson JD, Hemingway SR

J Chromatogr 105: 163-178 (1975)

A combination of thin-layer chromatography, gas-liquid

chromatography, ultraviolet spectroscopy and mass spectrometry techniques for the alkaloid screening of herbarium samples of the genus Uncaria (Rubiaceae) is described. Some sixty alkaloids are distinguished by the screening procedure, and they represent heteroyohimbine, oxindole, roxburghine, simple beta-carboline, pyridino-indolo-quinolizidinone and gambirtannine types.

Adressen und Bezugsquellen

Der Leserservice des Windpferd-Verlages hält eine Liste mit Herstellern von Cat's Claw-Produkten sowie die Kontaktadressen der Autoren für Sie bereit. Diese Liste wird ständig aktualisiert. Sie können sie unter folgender Internet-Adresse abrufen: **www.windpferd.com**

Sie können dort das gesamte Windpferd-Buch- und Musikangebot in Ruhe ansehen und sogar Ausschnitte der neuesten Musikproduktionen anhören. Sofern Sie nicht über einen Internetzugang verfügen, können Sie diese Liste auch direkt beim Windpferd Verlag unter dem Stichwort: „Cat's Claw" anfordern. Legen Sie dazu bitte immer einen adressierten und frankierten Rückumschlag bei. Die Adresse lautet: Windpferd-Verlag, Stichwort: „Ca'ts Claw", Postfach, 87648 Aitrang.

Die Autoren

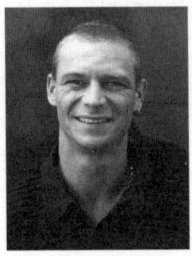

Hendrik Hannes wurde am 09.10.1966 geboren und wohnt in München. Als Waage, Aszendent Wassermann, lebt er in seinen eigenen Grenzen und einem weitestgehend autarken Umfeld, aus dem er Inspirationen und Kraft schöpft. Seine Hauptinteressen gelten der menschlichen aber auch tierischen Psyche sowie den gesellschaftlichen Sozialstrukturen und deren Funktionsweisen. Nachdem er 1990 seine ehrenamtliche Tätigkeit als Sucht- und Lebenshelfer aufnahm, entwickelte sich daraus das Ziel, den Körper und seine ganzheitlichen Gesundheitsmechanismen zu verstehen und positiv zu beeinflußen. Darauf aufbauend gründete er mit seiner Familie 1991 (Mutter Renate und Bruder Markus) einen Naturversand und setzte sich intensiv mit Naturheilern aus der ganzen Welt auseinander, was nur einem Ziel dienen sollte, nämlich die ernormen Selbstheilungskräfte eines jeden Menschen zu aktivieren. Die gründliche und leidenschaftliche Diskussion und der Mut, neue Wege zu gehen, machten die Familie Hannes zu aktiven Mitgestaltern eines neuen Marktes. Mit der Einführung und Publizierung beispielsweise von Lapacho Tee, Catuaba oder Una-de-Gato u.v.m. konnten deutliche Zeichen gesetzt und vielen Menschen geholfen werden. Mit dem Wissen, daß es dem Menschen nicht bestimmt ist, krank zu sein, versucht die Familie Hannes, sich der Geschenke der Natur zu erinnern, um damit auf ganzheitlicher Basis die Gesundheit wiederzuerlangen, beizubehalten und auszubauen, damit der Mensch fit und bewußt sein Leben genießen kann.

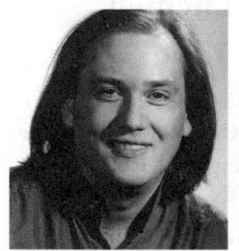

Walter Lübeck ist seit 1988 als Seminarleiter für Alternative Heilweisen, Ganzheitliche Persönlichkeitsentwicklung und Erfolgstraining tätig. Mehr als 7000 Teilnehmer besuchten seitdem seine Seminare, Vorträge und Workshops in Deutschland, Österreich und der Schweiz. In 17 Büchern, die in 11 Sprachen übersetzt sind und diversen Beiträgen für Fachzeitschriften stellt er die Ergebnisse seiner Arbeit einer breiten Öffentlichkeit zur Verfügung. Sein beruflicher Hintergrund beinhaltet unter anderem eine Heilpraktiker- und Reiki-Meister-Ausbildung, ein über 10jähriges Studium der Klassischen und Komplexhomöopathie sowie der Phytotherapie, ein NLP-Training und die über 15jährige Auseinandersetzung mit Alternativen Therapien und gesunder Ernährung. Walter Lübeck ist eingetragen im Blauen Schweizer Who's Who.

Windpferd-Gesundheits-Titel zur Vertiefung einzelner Themen

Algen:

Marianne E. Meyer, **Spirulina – das blaugrüne Wunder**. Die sensationellen Heilwirkungen der natürlichen Mikroalge bei Immunschwäche, Infektionen, Anämie, Allergien, Krebs, Aids und vielem mehr, 168 Seiten, Paperback, ISBN 3-89385-230-1

Marianne E. Meyer: **Sonnenkraft mit dem blaugrünen Lichtträger Spirulina**. Superenergie und Gesundheit mit dem Lebenselixier. Die besten Spirulina-Rezepte und -Fitneßdrinks aus Marianne Meyers Gesundheitsküche. 112 Seiten, Paperback, farbig, ISBN 3-89385-267-0

Ananas:

Barbara Simonsohn, **Die sagenhafte Heilkraft der Ananas**. Ein ganzheitliches Gesundheits-Handbuch. Gesund und fit mit der Königin der Früchte. 192 Seiten, Paperback, ISBN 3-89385-268-9

Gerstengras:

Barbara Simonsohn, **Gerstengrassaft – Verjüngungselixier und naturgesunder Powerdrink**. Schnell zubereitet und urgesund wirkt Gerstengrassaft wahre Wunder. Ein perfektes Lebensmittel mit einem vollkommenen Vitalsoffkomplex. 160 Seiten Paperback, ISBN 3-89385-298-0

Grapefruitkern:

Shalila Sharamon, Bodo J. Baginski, **Das Wunder im Kern der Grapefruit**, Die Geheimnisse des Citrus paradisi, Das praktische Handbuch zur Anwendung bei Infektionen, Entzündungen, Mykosen, Allergien und vielem mehr, 192 Seiten, Paperback, ISBN 3-89385-161-5

Shalila Sharamon, Bodo J. Baginski, **Heilen mit Grapefruitkernextrakt**, Das praktische Gesundheitsbuch mit allen Anwendungen von A - Z, Neue Erkenntnisse, Einsatzmöglichkeiten und Erfahrungsberichte. 192 S., Paperback, ISBN 3-89385-184-4

Grüntee:

Walter Lübeck, **Grüner Tee - heilkräftiger Genuß**. Das aromatische Heilgetränk für Körper, Geist und Seele. Neueste Forschungen, uralte Erfahrungen und die besten Rezepte zum Trank der Weisen. 102 Seiten, Paperback, ISBN 3-89385-229-8

Runjin Wu, Dr. Erika Alice Haase, **Die Heilkraft Chinesischer Tees**. Zubereitungen und Heilanwendungen. Das Geheimnis der Kung-Fu-Teezeremonie, Grüner Tee, Weißer Tee, Gelber Tee, Roter Tee, Schwarzer Tee, Oolong, Blumentee. 140 S. , Paperback, farbig, ISBN 3-89385-307-3

Guarana:

Walter Lübeck, **Guarana – das Energieelixier**. Die gesunde Variante der Anregung. Das aromatische Heilgetränk für Körper, Geist und Seele. Neueste Forschungen, uralte Erfahrungen und die besten Rezepte zum Trank der Weisen. 64 S., Paperback, ISBN 3-89385-300-6

Johanniskraut:

Sylvia Luetjohann, **Johanniskraut – Licht für die weibliche Seele**. 96 Seiten, Paperback, ISBN 3-89385-225-5

M. Jünemann, S. Luetjohann, **Die drei großen Heiler** – Teebaum, Johanniskraut, Schwarzkümmel, 176 Seiten, Paperback, ISBN 3-89385-194-1

Lapacho:

Walter Lübeck, **Das Lapacho-Handbuch**, Der Heiltee der südamerikanischen Indianer, 64 Seiten, Paperback, Paperback, ISBN 3-89385-272-7

Walter Lübeck: **Heilen mit Lapacho-Tee**, Die Heilkraft des göttlichen Baumes. Die Lapacho-Hausapotheke. 144 Seiten, Paperback, ISBN 3-89385-222-0

L-Carnitin:

Walter Lübeck, **L-Carnitin – Ein Fitmacher ganz besonderer Art**. Gesund und streßfrei abnehmen, körperliche und geistige Belastbarkeit steigern und einen natürlichen Immunschutzschild aufbauen. 88 Seiten, Paperback, ISBN 3-89385-271-9

Maitake:

Frank-Daniel Schulten, **Ling Zhi – König der Heilpilze**, Der chinesische Reishi – göttlicher Pilz der Unsterblichkeit. wirkungsvoll und schon immer hoch verehrt, ist der Ling Zhi heute ein erforschtes Mittel bei Allergien, Bluthochdruck, Nervosität, Diabetes, Rheuma u. v. m., 88 Seiten, Paperback, ISBN 3-89385-296-4 (ein Kapitel zu Maitake)

Pai Mu Tan Tee:

Runjin Wu, Dr. Erika Alice Haase, **Die Heilkraft Chinesischer Tees**, Zubereitungen und Heilanwendungen, ca. 140 Seiten, Paperback, farbig, ISBN 3-89385-307-3

Papaya:

Barbara Simonsohn, **Papaya - Heilen mit der Wunderfrucht**, Ein ganzheitliches Gesundheitshandbuch. Gesund und fit mit der sagenhaften Heilkraft der Zauberfrucht. 216 Seiten, Paperback, ISBN 3-89385-228-X

Pu-Erh Tee:

Walter Lübeck, **Pu-Erh-Tee richtig anwenden**, Was der Tee Yunann wirklich kann. Qualitäten, Wirkungsgrade und Zubereitungen des anregend wirkenden chinesischen Verdauungs- und Stoffwechseltees. 64 Seiten, Paperback, ISBN 3-89385-326-X

Sanddorn:

Sylvia Luetjohann, **Sanddorn – Die starke Frucht mit dem heilsamen Öl**. Geballte Heilkraft von den Höhen Tibets erobert den Westen. Der Spezialist für Hautprobleme. 112 Seiten, Paperback, ISBN 3-89385-269-7

Schwarzkümmel:

Sylvia Luetjohann, **Das große Schwarzkümmel-Handbuch.** Alles über die Schwarzkümmelöle, ihre Heilwirkungen, Inhaltsstoffe und Anwendungsbereiche. 176 Seiten, Paperback, ISBN 3-89385-221-2

Stevia:

Barbara Simonsohn, **Stevia— sündhaft süß und urgesund.** Eine Alternative zu Zucker und Süßstoffen. Das süße Kraut für Genießer und Gesundheitsbewußte. Mit Erfahrungsberichten und vielen Rezepten. 160 Seiten, Paperback, ISBN 3-89385-310-3

Teebaum:

Cynthia B. Olsen, **Die Teebaumöl Hausapotheke**, 128 Seiten, Paperback, ISBN 3-89385-138-0

Susan Dury, **Die Geheimnisse des Teebaums**, 128 Seiten, Paperback, ISBN 3-89385-073-2

Entweder irgendwo.
oder gleich zu HANNES'!

AMAZONIEN

OCEANIEN

EUROPA

ASIEN

AFRIKA

AUSTRALIEN

GRATIS
01801-878888
Katalog

Qualität hat einen Namen!

HANNES PHARMA

HANNES' PURE VITALITÄT

✔ **Beispiellose Auswahl**
aus über 400
✔ **Einzigartigen Spezialitäten**
aus der ganzen Welt.
✔ **Wertvolle Geheimnisse**
alter Hochkulturen wiederentdecken.
✔ **Zeitgemäße Ernährung,**
denn Altbewährtes kann so unvergleichbar sein.

Fordern Sie noch heute Ihren umfassenden GRATIS Katalog an!

Agentur für Naturprodukte GmbH
Hohenbrunnerstr. 25 * 81825 München
Hotline: 01801-878888

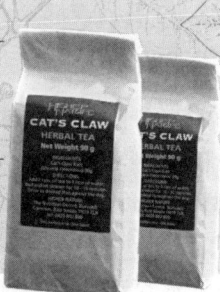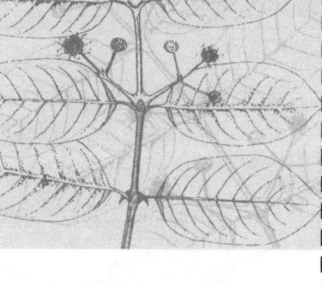

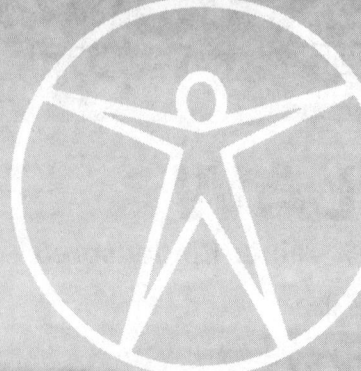